Allegria

Der Autor

Lee Holden ist international anerkannter Lehrer für Meditation, Tai Chi und Chi Gong. Vortragsreisen und Seminare führen ihn durch die USA, Asien und Europa. Er ist der Begründer der »Pacific Healing Arts«, einer revolutionären Wellness-Praktik, die er unter anderem auch über ein umfangreiches DVD-Programm erfolgreich verbreitet. Sein Erfolg liegt in Holdens Fähigkeit begründet, jahrtausendealte Traditionen der chinesischen Heilkunst und des Kampfsports in die modernen Bedürfnisse westlicher Zivilisation zu integrieren.
Weitere Informationen unter: www.pacifichealingarts.com

Lee Holden
mit
Doug Abrams

Die 7 Minuten

Das Fitnessprogramm
für den perfekten Tag

Aus dem Amerikanischen
von Thomas Görden

Ullstein

Besuchen Sie uns im Internet:
www.ullstein-taschenbuch.de

Allegria im Ullstein Taschenbuch
Herausgegeben von Michael Görden

Aus dem Amerikanischen übersetzt von Thomas Görden
Titel der Originalausgabe
7 MINUTES OF MAGIC
Erschienen 2007 bei Avery/
a Division of Pinguin Group USA, New York, NY, USA

Umwelthinweis:
Dieses Buch wurde auf chlor- und säurefreiem Papier gedruckt.

Ullstein Taschenbuch ist ein Verlag der Ullstein Buchverlage GmbH
Neuausgabe im Ullstein Taschenbuch
1. Auflage April 2009

Umschlaggestaltung: FranklDesign, München
Titelabbildung: Sean Klosterman
Gesetzt aus der Baskerville
Satz: Keller & Keller GbR
Druck und Bindearbeiten: CPI – Ebner & Spiegel, Ulm
Printed in Germany
ISBN 978-3-548-74461-2

Inhalt

Teil 1

7 Minuten, die Ihr Leben verändern

Im modernen Alltag sind wir ständiger Hektik ausgesetzt. Inmitten der Anforderungen von Beruf und Finanzen, Familie und Freunden bleibt uns oft nur wenig Zeit, etwas für unsere Gesundheit und unser Wohlbefinden zu tun. *Sieben Minuten* ist ein Geist-Körper-Übungsprogramm, das speziell für viel beschäftigte Menschen entwickelt wurde. Dieses Fitnessprogramm lässt sich auch in einen hektischen, dicht gedrängten Tagesablauf integrieren und bewirkt mit sehr geringem Zeitaufwand eine dramatische Verbesserung der Lebensqualität.

Wie lange sind Sieben Minuten? Die meisten von uns verbringen sieben bis acht Stunden schlafend, zwei bis drei Stunden mit dem Zubereiten und Verzehren von Mahlzeiten, drei bis vier Stunden vor dem Fernseher, und acht oder mehr Stunden arbeiten wir. Lohnt es sich nicht, davon sieben Minuten für ein kurzes Trainingsprogramm zu opfern, wenn uns das zu mehr Energie verhilft und Stress abbaut? Ist es wirklich so schwer, sich sieben Minuten Zeit dafür zu nehmen, Geist und Körper zu verjüngen, zu regenerieren und zu kräftigen? Betrachten Sie es einmal so: In einer halbstündigen Fernseh-Seifenoper dauern die Werbeblöcke sieben Minuten. Wenn es nicht anders geht, können Sie also Ihre *Sieben Minuten*-Übungen in zwei- bis dreiminütigen Einheiten ausführen, wenn im Fernsehen gerade Werbepause ist. Das ist zwar nicht ideal, wird aber dennoch funktionieren. Wer dieses Buch gelesen hat, kann sich nicht mehr damit herausreden, nicht genug Zeit zu haben, etwas für Gesundheit und Fitness zu tun.

Um ein ausgewogenes Leben zu führen, benötigen Sie zwei Arten von Energie – eine, die Sie morgens in Schwung bringt, und eine, die Ihnen abends hilft, wieder zur Ruhe zu kommen. Das moderne Leben scheint uns unendlich viel Energie abzuverlangen. Und viel zu oft fühlen wir uns überfordert und erschöpft. Fast jeder braucht heute dringend Energie, aber die meisten Menschen haben vergessen, wie sie sich Zugang zu dieser Energie verschaffen können. *Sieben Minuten* zeigt Ihnen, wie Sie die Energie in Ihrem Körper aufwecken und zugleich zusätzliche Energie aus der Welt um Sie herum beziehen können.

Energie ist wahre Magie

Damit ist nicht gemeint, Kaninchen aus dem Hut zu ziehen oder Zaubersprüche aufzusagen. Vielmehr sprechen Leute, die die hier beschriebenen Körperübungen regelmäßig praktizieren, gerne von »Magie«, wenn sie die körperlichen und seelischen Auswirkungen beschreiben – »wie durch Zauberei« verfügen sie nach kurzer Zeit über mehr Energie, eine deutlich verbesserte Gesundheit und sind den täglichen Anforderungen besser gewachsen. Lassen Sie mich nun erklären, wie diese wahrhaft magische Verwandlung zustande kommt.

In jedem Menschen gibt es einen Ort voller Energie, Gesundheit und Glück. Das ist unser natürlicher Zustand, aber in unserem hektischen, an Ablenkungen reichen Leben verlieren wir oft unsere Verbindung zu diesem inneren Kraftzentrum. Wenn wir nun täglich unseren Ort innerer Vitalität und Harmonie aufsuchen, und sei es auch nur für kurze sieben Minuten, erhalten wir Zugang zu einem höheren Energielevel, stärken unser Immunsystem und verändern Denk- und Verhaltensmuster, die unseren Körper und unser Bewusstsein einengen. Indem wir jeden Tag körperlichen und mentalen Stress abbauen, gelangt der Körper in einen natürlichen Gleichgewichtszustand. Stress schwächt unser Immunsystem. Körperübungen, tiefe Atmung und fließende Bewegungen stärken es.

Wahre Magie ist kein äußeres Phänomen. Es handelt sich um eine innere Transformation und Alchemie. Sie werden lernen, den bleiernen, lethargischen energetischen Mangelzustand zu überwinden, der so vielen Menschen zu schaffen macht. Sie werden einen goldenen, energiegeladenen Powerzustand erreichen, den alle für sich herbeisehnen, als Voraussetzung für echtes Wohlbefinden.

Unsere Gewohnheiten formen unser Leben, auf der geistigen ebenso wie auf der körperlichen Ebene. Um ein gesünderes, glücklicheres Leben zu führen, brauchen wir tägliche Übungen, die uns beim Erreichen dieses Zieles unterstützen. Wie alles in der Natur wächst auch unser Körper von innen nach außen. Um ein höheres Energie- und Kraftniveau zu erreichen, muss der Körper sich beständig in diese Richtung entwickeln. Jeden Tag ein bisschen zu üben, sieben Minuten, ist viel besser, als in unregelmäßigen Abständen sehr intensiv zu trainieren, was leicht zu Überforderung führen kann.

Die Sieben ist eine wirklich »magische« Zahl. Die moderne Psychologie hat nachgewiesen, dass die meisten Menschen sich maximal sieben einzelne Elemente zusammen einprägen können – aus diesem Grund sind Telefonnummern in der Regel maximal siebenstellig. Sowohl die Morgenübungen wie auch die Abendübungen der *Sieben Minuten* setzen sich aus sieben Einzelübungen zusammen, die sich jeder merken kann und die für Menschen jedes Alters und Fitnesslevels geeignet sind. Es handelt sich um »fließende« Übungen. Damit ist gemeint, dass die Bewegungen an Wellen im Wasser erinnern, von denen eine harmonisch in die nächste übergeht.

Sieben Minuten müssen Sie täglich mindestens üben, um eine den ganzen Tag über anhaltende positive Wirkung auf Geist und Körper zu erreichen. Denken Sie an kochendes Wasser. Es ist ein bestimmter Zeitaufwand nötig, um eine Veränderung des Zustandes herbeizuführen – beispielsweise flüssiges Wasser in Dampf umzuwandeln. Für unseren Körper und Geist liegt der Zeitaufwand, um in einen neuen und gesünderen Zustand zu gelangen, bei täglich sieben Minuten. Wenn wir während sieben Minuten sieben der in diesem Buch beschriebenen Übungen ausführen, können wir deren positiven Effekte auf unseren Körper und Geist effektiv absorbieren und nutzen.

Sieben Minuten stützt sich auf die Prinzipien und Praktiken uralter Geist-Körper-Traditionen, präsentiert diese aber in einer flüssigen und sehr effizienten Übungspraxis, bei der Sie mit minimalem Zeitaufwand maximalen Nutzen erzielen. Wie Sie im folgenden Kapitel sehen werden, sind sowohl die Morgenübungen wie die Abendübungen optimal auf die Rhythmen unseres Körpers und die Rhythmen der Natur abgestimmt.

Ein Blitzstrahl der Vitalität für Ihren Tagesbeginn

Der Morgen ist eine besonders wichtige Zeit. Wie Sie Ihren Tag beginnen, ist von entscheidender Bedeutung. Ihre morgendliche Stimmung und Geisteshaltung ist tonangebend für den gesamten weiteren Tagesverlauf. Die Morgenübungen in diesem Buch helfen Ihnen dabei, die erhebenden Energien des Morgens anzuzapfen und zu nutzen. Sie werden in die Lage versetzt, Ihren inneren Rhythmus mit dem größeren

Rhythmus der Natur zu synchronisieren, was Ihnen für den Rest des Tages mehr Energie, Begeisterungsfähigkeit und Konzentration verleiht.

Damit der Tag gut für Sie anfängt, müssen zwei Faktoren vorhanden sein. Erstens: richtige Bewegung. Nach einer langen Zeit nächtlicher Inaktivität müssen Sie den Körper mit neuer Energie erfüllen, sich, wie es die alten Meister nannten, einen »Blitzstrahl der Vitalität« gönnen. Die *Sieben Minuten*-Morgenübungen sind eigens dafür entwickelt, Ihnen diese belebenden, verjüngenden Energieschub zu verabreichen.

Der zweite entscheidende Faktor ist die richtige Absicht. Wenn wir Körper und Geist in Harmonie bringen, beginnen wir unseren Tag zentriert und mit innerer Klarheit. Das erreichen wir durch eine kurze Visualisierungsübung, kombiniert mit einer speziellen Körperhaltung, die »Bambus im Wind« genannt wird. Bei den Morgenübungen laden wir zunächst unseren Körper mit Energie auf und nutzen dann diese besondere Übung, um unsere Absicht zu fokussieren. So nutzen wir die neu gewonnene Energie dafür, unseren Tag gemäß unseren Wünschen zu gestalten.

Den Tag mit Entspannung und einem gesunden Nachtschlaf krönen

Am Abend, der für unser Wohlbefinden genauso wichtig ist, benötigen wir eine ganz andere Art von Energie. Nun gilt es, uns von den Alltagsaktivitäten zu lösen und Ruhe zu finden. Hierbei helfen uns die Abendübungen, denn wenn wir sie praktizieren, fallen Stress und Anspannung von uns ab.

Diese Übungen werden Ihnen helfen, sich zu entspannen und zu regenerieren, ganz gleich, ob Sie sich am Abend um Ihre Kinder kümmern, Essen kochen oder sich anderen Aktivitäten widmen. Oft finden wir abends keine Zeit für ein Schaumbad und eine Massage, aber sieben Minuten für die Abendübungen kann jeder und jede von uns erübrigen. Sie werden uns innere Ruhe und Ausgeglichenheit schenken, sodass wir den Abend genießen können.

Ehe Sie mit dem Lernen der Übungen beginnen, möchte ich, dass Sie noch etwas mehr über die vielen Traditionen und Methoden erfahren, die in die *Sieben Minuten*-Übungen eingeflossen sind. Und ich möchte Ihnen erzählen, wie diese Traditionen mein Leben verändert haben. Dann werden Sie verstehen, wie sich hierbei Ost und West, alte asiatische Traditionen und modernes westliches Fitnesstraining, zu einem wirkungsvollen und mächtigen Übungssystem vereinen. Ich hoffe, dass diese Hintergrundinformationen Ihre Übungspraxis bereichern und Ihnen helfen werden, die vielen Ebenen zu verstehen – Körper, Bewusstsein und Geist –, auf denen diese Übungen Ihr Leben positiv verwandeln werden. Doch wenn Sie heute nur sieben Minuten Zeit haben, können Sie selbstverständlich auch sofort zum Beginn der eigentlichen Übungen weiterblättern!

Meine Geschichte: Alte Geheimnisse – neu entdeckt für das moderne Leben

Während meines Hochschulstudiums waren nicht die Professoren meine größten Lehrer. Meine wichtigsten Lektionen lernte ich nicht im Klassenzimmer. Die Universität von Kalifornien in Berkeley, an der ich studierte, zählte zwanzig Nobelpreisgewinner zu ihrem Lehrkörper, hatte einen erstklassigen wissenschaftlichen Ruf und galt als landesweit angesehenste staatliche Universität. Doch die Weisheit, die ich für mich entdeckte, kam von Lehrern ohne Doktortitel, die in einem kleinen

Gebäude am anderen Ende der Stadt unterrichteten. Ich hätte niemals von ihrer Existenz erfahren, wäre ich nicht vom Schicksal dorthin geführt worden.

Als ich am Anfang meines Studiums auf dem Campus eintraf, hatte ich keine Vorstellung davon, was mich erwartete. Wie tausend andere Studenten bemühte ich mich, mit den neuen Freiheiten klarzukommen, die es mit sich brachte, wenn man zum ersten Mal nicht mehr unter den wachsamen Augen der Eltern lebte. Rasch erkannte ich, dass bislang disziplinierte Schüler ganz schön aus dem Ruder laufen können, wenn sie auf die Universität losgelassen werden – und ich bildete da keine Ausnahme.

Im vorletzten Studienjahr bemühte ich mich um einen Abschluss in Psychologie, spielte Fußball im Universitätsteam in der Division I und pflegte ein sehr reges soziales Leben. Ein Teil meines Wesens genoss diese Zeit in vollen Zügen, doch ein anderer Teil war gestresst, unglücklich, überstimuliert und sehnte sich nach mehr Sinn und Tiefe. Ich spürte, dass ich in den Psychologieseminaren und durch meine Mitarbeit an Forschungsprojekten, wo man das Verhalten von Käfigratten untersuchte, vermutlich nicht viel über das Geheimnis des Glücklichseins herausfinden würde. Meine Noten wurden schlechter, in der Fußballmannschaft saß ich ständig auf der Bank, und obendrein hatte sich auch noch meine Freundin von mir getrennt. Ich war am Meeresgrund meines Studentenlebens angelangt. Mir blieb nur die Wahl, ein besserer Schwimmer zu werden oder in Selbstmitleid zu ertrinken.

Ungefähr eine Woche später wurde mir wie zufällig ein Rettungsring zugeworfen. Ich saß wie üblich in einer meiner Vorlesungen, als mir eine Frau auffiel, die ein paar Stühle von mir entfernt Platz genommen hatte. Zu meiner Verwunderung machte sie sich überhaupt keine Notizen. Stellen Sie sich einen Hörsaal mit vierhundert heftig mitschreibenden Studenten vor, und mittendrin eine junge Frau, die einfach nur mit geradem Rücken und gefalteten Händen dasitzt und den Professor aufmerksam beobachtet. Ich lächelte verblüfft und ungläubig. Wie konnte man in eine Vorlesung gehen, ohne sich Notizen zu machen? Berkeley war eine Universität mit strikter Auslese und hohen Anforderungen. Die Studenten arbeiteten extrem hart, um alles Wissen in sich aufzunehmen und die Prüfungen zu schaffen. Nachdem ich die Frau ein paar Wochen beobachtet hatte, sprach ich sie schließlich an.

Nachdem wir ein paar Sätze gewechselt hatten, fragte ich sie, wie sie einer Statistikvorlesung folgen könne, ohne sich irgendwelche Notizen zu machen. Ihre Antwort war simpel: »Das Tao.« Ich schaute sie verständnislos an. Wie bitte? Sie lud mich ein, sie zu einer Unterrichtsstunde in einer örtlichen Tai-Chi-Schule zu begleiten, wo Kurse über Taoismus, Zen, Chi und Yoga angeboten wurden. Wie sie sagte, gab es einen roten Faden, der alle diese Disziplinen miteinander verband. Man könne dieses Wissen praktisch einsetzen, um sich beispielsweise den Inhalt einer Vorlesung zu merken, ohne sich Notizen zu machen. Sie erzählte, vor ihrem Training sei sie ein studentisches Nervenbündel gewesen, das bestenfalls durchschnittliche Noten schaffte. Jetzt war sie ein Bild mentaler Ruhe und Gelassenheit, erzielte ausgezeichnete Noten und fühlte sich jeden Tag energiegeladen. Es klang zu schön, um wahr zu sein.

Ich begleitete sie zu einem gewöhnlich aussehenden Haus auf der Nordseite des Campus, oben in den Hügeln, mit Blick auf die Bucht von San Francisco. In einem großen, leeren Zimmer, auf dessen Boden viele Kissen lagen, saßen ungefähr zwölf bis fünfzehn Schüler. Der Lehrer, Meister Sun, lächelte uns an, als wir eintraten und uns ebenfalls hinsetzten. Er war kahlköpfig, trug weite Hosen und ein weißes T-Shirt und hatte warmherzige, leuchtende Augen. Seltsam war, dass ich mich überhaupt nicht seltsam dabei fühlte, dieses Zimmer zu betreten, obwohl fünfzehn neugierige Augenpaare auf uns gerichtet waren. Dieses ganze Haus strahlte Ruhe und Frieden aus, sodass man sich auf Anhieb dort wohlfühlte.

Der Unterricht begann mit Atemübungen, dann folgten ein paar intensive Dehnungen und schließlich einige fließende Bewegungsabläufe. Die Haltungen, die dabei eingenommen wurden, erforderten eine kräftige Bauchmuskulatur und einen guten Gleichgewichtssinn. Ich schwitzte, als hätte ich an einem heißen Tag Fußball gespielt. Für die fließenden Bewegungen braucht man eine Geschmeidigkeit, die mir völlig unvertraut war. Ich war nicht daran gewöhnt, meinen Körper so langsam zu bewegen und alle diese Bewegungen aus der Körpermitte heraus zu koordinieren. Am Ende der Unterrichtsstunde fühlte sich mein Körper aber völlig anders an. Hände und Arme kribbelten, mein Kopf war leicht, als seien alle meine Gedanken zur Ruhe gekommen, und ich fühlte, wie eine innere Kraft in meinen Adern pulsierte.

Nach diesem Training hielt Meister Sun einen Vortrag über den Geist. Er sagte etwas, das ich bis zum heutigen Tag nicht vergessen habe: »Der Geist besteht aus so viel mehr als nur dem Denken. Wenn euer Geist ruhig wird, steht euch das ganze Universum zu Diensten.« Vielleicht war das die Erklärung dafür, wie meine Kommilitonin Einser-Noten erzielen konnte, ohne sich Notizen zu machen.

Während der fußballfreien Zeit übte ich fleißig in der Tai-Chi-Schule. Die Schüler hier unterschieden sich stark von den Universitätsstudenten. Hier ging es nicht um Konkurrenz und gute Noten, sondern darum, die Tiefe des eigenen Selbst zu erkunden. Ich erlernte die 108 Bewegungsformen des klassischen Tai-Chi. Dreimal pro Woche nahm ich Yogaunterricht, und ich lernte zu meditieren. Was ich dort lernte, war für mein Leben wichtiger als die fünf Jahre an der Universität.

In jeder Unterrichtsstunde betonte Meister Sun, dass Tai-Chi die Kunst der mühelosen Kraft ist. Wenn wir lernen, harmonisch mit dem

Leben zu fließen, endet der verbissene Kampf. Nun, das hörte sich in der Theorie sehr gut an, aber es fiel mir schwer, wirklich daran zu glauben. Mein ganzes bisheriges Leben hindurch hatte ich in Schule und Universität und im Sport hart für meinen Erfolg gearbeitet. Anstrengung, Hartnäckigkeit und Ausdauer waren Prinzipien, auf die ich zählen konnte, wenn es galt, eine Herausforderung zu bewältigen. Doch je mehr ich Tai-Chi übte, desto mehr zogen Leichtigkeit und Mühelosigkeit in mein Leben ein. Während der folgenden Fußballsaison verwandelte sich mein bis dahin mittelmäßiges Spiel. Meine Ausdauer, Geschwindigkeit, Beweglichkeit und Konzentration steigerten sich enorm. Es war fast schon unheimlich, so als sei mir ein zusätzlicher Lungenflügel gewachsen. Ich spielte nicht nur schneller, sondern außerdem viel länger und mit mehr Kraft. Diese positiven Veränderungen beschränkten sich nicht nur auf den sportlichen Bereich. Ohne mehr zu lernen, erzielte ich bessere Noten. Ich machte mir zwar in den Vorlesungen immer noch Notizen, aber meine Konzentrationsfähigkeit hatte sich erheblich verbessert.

In seinen Vorträgen erklärte Meister Sun uns, dass Tai-Chi, Zen oder Yoga uns nichts geben, das nicht bereits da ist, sondern wie ein Bildhauer, der aus einem rohen Stein eine Statue formt, das innere Potenzial enthüllen, das immer schon in uns vorhanden gewesen ist.

Nach meinem Universitätsexamen brach ich sofort nach Asien auf, um diese Disziplinen an ihrem Ursprungsort weiterzustudieren. Ich ging in den Norden Thailands, um bei Meister Mantak Chia zu lernen. Als er in Berkeley zu Gast gewesen war, hatte ich einen seiner Workshops besucht und war zutiefst beeindruckt von der Einfachheit und Kraft seiner Übungen gewesen, die leicht zu erlernen waren und doch enormen Nutzen brachten. Meister Chia sprach von Langlebigkeit, Vitalität und dem Weg zu einer leidenschaftlichen, spirituellen Beziehung zu unserem Lebenspartner. Er beschrieb, wie man Spiritualität auf praktische Weise im Alltag nutzen kann, ohne der materiellen Welt entsagen zu müssen, wie es viele Mönche, Priester, Nonnen und spirituell Praktizierende tun. Er betonte, dass die Gesundheit des Körpers, unsere emotionale Verfassung, die Qualität unseres Bewusstseins und die Praxis der Kultivierung des Geistes untrennbar zusammenhängen.

Vier Jahre pendelte ich zwischen den USA und Thailand hin und her. Während meines dritten Aufenthaltes fragte man mich, ob ich bereit sei, das Cheflektorat für Meister Chias Bücher zu übernehmen. So bot sich mir eine phantastische Gelegenheit, persönlich mit einem der bedeutendsten modernen Meister in östlicher Philosophie, Tai-Chi, taoistischem Yoga und Meditation zusammenzuarbeiten. Wie sich bald zeigte, musste ich sehr rigorose Prüfungen bestehen, ehe man mich Texte für seine Bücher anfertigen ließ. Meister Chia wollte sicherstellen, dass ich die Praktiken und Prinzipien, über die ich schrieb, wirklich begriffen und verinnerlicht hatte.

Mit einem Meister wie Mantak Chia zu arbeiten, war eine beeindruckende Erfahrung. Ich erinnere mich noch gut an den ersten Tag meiner neuen Tätigkeit. Früh am Morgen, um kurz vor halb sechs, ging ich von meinem Zimmer über einen von Palmen und Dschungelorchideen gesäumten Weg zu Meister Chias Haus. Die tropische Luft war warm und schwer. Sogar die Laute der Vögel waren eine geheimnisvolle Melodie. Mir war, als lauschte ich Liedern in einer fremden Sprache. Obwohl mich so viel üppige tropische Schönheit umgab, war ich nervös. Ich hatte keine Vorstellung, was mich erwartete oder was Meister Chia von mir erwartete. Als ich zu seiner Tür kam und meinen Arm hob, um anzuklopfen, zögerte ich. Was, wenn ich ihn missverstanden und er halb sechs nachmittags gemeint hatte? Ich erstarrte. Einen Moment lauschte ich angestrengt, ob im Haus etwas zu hören war. Doch es herrschte Stille. Plötzlich sagte eine Stimme von oben: »Ihr Affen-Geist denkt bereits zu viel.« Ich zuckte zusammen. Meister Chia stand über mir auf dem Balkon und machte Dehnübungen. »Kommen Sie herauf«, sagte er, ohne herunterzuschauen und den Fluss seiner Bewegungen zu unterbrechen.

Während des ganzen folgenden Monats ging ich täglich in Meister Chias Haus, um dort zu üben. Wir übten ungefähr anderthalb Stunden – Tai-Chi, Qigong, Atemtechniken und Meditation.

Dabei wurde mir immer wieder bewusst, dass es sich hier nicht um oberflächliche New-Age-Lehren handelte, sondern um fundierte Geist-Körper-Wissenschaft. Meister Chia zeigte mir Methoden, die seit viertausend Jahren praktisch angewendet werden. Er erklärte mir, dass diese Übungen und Meditationen wie ein bestens festgetretener, bereits von unzähligen Wanderern begangener Pfad zu einem Berggipfel sind. Wenn Sie sie regelmäßig praktizieren, werden Sie den Gipfel erreichen und sich eines klaren Geistes und einer blühenden Gesundheit erfreuen.

Dieses Wissen aus erster Hand zu empfangen, war eine unglaubliche Lernerfahrung. Doch mit Meister Chia Schritt zu halten, war nicht gerade leicht. Er benötigte nur vier bis fünf Stunden Schlaf und war ein wahres Energiebündel. Er erklärte mir, dass die Natur keinen Energiemangel kennt. Alles, was wir tun müssten, sei, aufnahmebereit für diese Energie zu werden. Obwohl dieser Mann bereits Ende fünfzig war, schlief er sehr wenig, wurde nie krank, bereiste fünfzehn Länder pro Jahr, hatte innerhalb von fünf Jahren sechzehn Bücher geschrieben und den Tao Garden aufgebaut (das erste holistische Gesundheitszentrum, wo Fitness, gesunde Ernährung, Tai-Chi, Qigong und Meditation miteinander verbunden wurden).

Meister Chia stellte hohe Anforderungen an mich und machte es seinen Schülern nicht leicht. Ich weiß noch, wie ich ihm einmal beim Mittagessen eine Frage zur Tai-Chi-Form stellte. Er erwiderte: »Zeigen Sie mir Ihre Form.« Ich zögerte. Im Speisesaal waren über hundert Leute anwesend. »Jetzt gleich?«, fragte ich, flehentlich hoffend, dass die Sache sich aufschieben ließ. Doch er blieb hart. »Ja, sofort.«

Ich holte tief Luft, stellte meine Füße nebeneinander und begann mit der Form. Als ich den Schritt in die erste Haltung machte, zitterten meine Beine vor nervöser Anspannung. Ich fühlte mich wie Elvis Presley, so sehr schwankten meine Knie. Während ich schwitzend die Tai-Chi-Form vorführte, löffelten alle anderen ihre thailändischen Nudeln und beobachteten mich. Meister Chia stand auf und ging um mich herum. Er schlug mir drei- oder viermal kräftig auf den Rücken. »Mehr Kraft hier.« Ich konzentrierte mich möglichst intensiv auf den unteren Rücken, der »das Tor des Lebens« genannt wird. Meister Chia drückte, während ich die weiteren Bewegungen der Form ausführte, gegen meine Schultern, dann gegen die Hüften. Ich kämpfte darum, im Gleichgewicht zu bleiben. Wenn er Gegendruck ausübte, geriet ich ein paar Mal ins Stolpern, gab mir aber alle Mühe, die Form gut auszuführen. Das Ganze schien eine Ewigkeit zu dauern. Schließlich setzte er sich wieder hin und sagte: »Jetzt genügt es, wenn Sie die Form noch weitere eintausend Mal üben.« Das war eine höfliche Art, mir zu sagen, dass ich eine lausige Vorstellung abgeliefert hatte und noch eine Menge Arbeit vor mir lag, wenn ich die Prüfung bestehen wollte.

Am nächsten Tag ließ er mich fünf Minuten lang die Schildkröten-Position einnehmen (stellen Sie sich einen Abfahrts-Skifahrer vor – in Hockstellung die Beine um neunzig Grad angewinkelt, die Ellbogen dicht am Körper und den Kopf gesenkt). Dabei drückte er gegen meine Schultern und Hüften, um sich zu vergewissern, dass meine Haltung wirklich zentriert und ausbalanciert war. Das war noch grausamer als die Zeit, die ich als Fußballspieler auf der Ersatzbank verbracht hatte. Dieses Training forderte mich in nie gekannter Weise. Ich tat Dinge, die ich zuvor niemals für möglich gehalten hätte. Mantak Chia ließ immer wieder durchblicken, dass er stark daran zweifelte, ein westlicher Mann aus Kalifornien könnte diese inneren Kampfkünste meistern. Aber ich gab nicht auf. Ich übte weitere eintausend Mal und dann noch eintausend Mal mehr.

Sechs Monate später glaubte ich, mich der Tai-Chi-Prüfung bei Meister Chia stellen zu können. Ich ging zu ihm und fragte, ob er gewillt sei, sich meine Form erneut anzuschauen. Er lächelte, als wollte er sagen, dass er das doch vor Kurzem erst getan habe. Warum also schon wieder? Voller Zuversicht begann ich meine Vorführung. Meister Chia ging um mich herum und übte einige Male Gegendruck aus. Diesmal fühlte ich mich ganz anders als bei meiner früheren Vorführung, viel besser verwurzelt und geerdet. Ich reagierte mit größerer Gewandtheit und Mühelosigkeit auf seine Stöße. Er kicherte, als wollte er sagen: Na, dann wollen wir mal sehen, was du wirklich draufhast! Er verlangte, dass ich die Formen für Fortgeschrittene zeigen sollte. Das tat ich, und dabei lehnte er sich gegen meinen Rücken und zog mit heftigem Ruck an meinen Armen. Zuerst wollte ich seiner Kraft mit Krafteinsatz begegnen, doch ich erinnerte mich, was ich bei den klassischen Tai-Chi-Formen gelernt hatte. »Kämpfe nicht gegen den Fluss an, sondern lasse zu, dass die Energie sich in dir bewegt.« Ich entspannte mich und leitete seine Kraft in meine Mitte. Ich dehnte meine Energie aus und schob ihn zurück. Er grinste und nickte beiläufig. »Gut«, sagte er. Damit hatte ich die Prüfung bestanden.

Von Thailand aus unternahm ich Reisen in verschiedene asiatische Länder, um bei anderen Meistern zu lernen. Ich studierte Körperarbeit und Akupressur in China und Japan. Im Lauf der Jahre nahm ich an mehreren zweiwöchigen Retreats teil, bei denen täglich neun Stunden meditiert wurde. Zehn Tage lang meditierte ich in völliger Dunkelheit. Ich trainierte mit Tai-Chi-Meistern in Hongkong und Indonesien.

Nach meiner Rückkehr in die USA studierte ich vier Jahre lang traditionelle chinesische Medizin und erhielt eine Lizenz als chinesischer

Arzt und Akupunkteur. Ich wollte diese uralten Theorien und Behandlungsmethoden verstehen, denen ein enormes Wissen um Körper, Bewusstsein und Geist zugrunde liegt. Für eine Weile arbeitete ich im Team von Deepak Chopra und organisierte einige seiner Workshops zum Thema Geist Körper-Medizin. Ich nahm an zahlreichen Yoga-Intensivkursen teil, übte Kopfstände und schaffte es beinahe, meine Knöchel bis hinter die Ohren zu bekommen (Fußballspieler haben ziemlich steife Hüften). Ich wollte so viel wie möglich von unterschiedlichen Lehrern und Disziplinen erlernen, um zu verstehen, wo diese Lehren sich berührten, und mein Verständnis des Lebens zu erweitern.

Bei diesen östlichen Übungssystemen und Philosophien ging es nicht um Rekorde und Konkurrenz. Es ging nicht darum, wer sich am weitesten strecken oder die Tai-Chi-Form am besten ausführen konnte. Stattdessen standen Bewusstwerdung und die Entdeckung des eigenen inneren Potenzials im Mittelpunkt. Es gab viele Ähnlichkeiten zwischen den östlichen Lehrern und Überlieferungen, aber die wichtigste Gemeinsamkeit war das Streben nach Gleichgewicht und Harmonie. Einer meiner Lehrer sagte zu mir: »Um einen Garten gut zu pflegen, genügt es, ihn jeden Tag mit ein wenig Wasser und Sonnenlicht zu versorgen.« So solle auch meine Übungspraxis aussehen – jeden Tag ein wenig. Und das hoffe ich Ihnen mit diesem Buch zu vermitteln. Ein wenig von den wesentlichen Elementen….jeden Tag.

Dieses Buch ist Ergebnis und Höhepunkt meiner Studien in Asien, meiner persönlichen Übungspraxis und dessen, was ich gelernt habe, während ich Tausenden von Menschen Unterricht erteilte. Um ernorm von Tai-Chi, Zen oder Yoga zu profitieren, müssen Sie keineswegs Jahre in einem Kloster oder als Einsiedler in einer Höhle verbringen. Alles, was Sie brauchen, um Ihr Leben zu verändern, sind täglich *Sieben Minuten* am Morgen oder *Sieben Minuten* am Abend. Dieses *Sieben Minuten*-Training ist die Quintessenz der energetisierenden Körperübungen aus den viertausendjährigen Traditionen des Tai-Chi, Qigong und Yoga, kombiniert mit wissenschaftlich fundierten Elementen des westlichen Fitness- und Krafttrainings.

Wenn Sie mir nicht glauben, probieren Sie es aus: Üben Sie die *Sieben Minuten* einen Monat lang und schauen Sie, welche Veränderungen das in Ihrem Leben bewirkt.

Ost und West begegnen einander: Körper, Bewusstsein und Geist

Während meiner Reisen und meiner Ausbildungszeit begegnete ich erstaunlichen Menschen, von denen geradezu ein inneres Leuchten ausging. Diese Menschen wirkten alterslos, gesund und strotzten vor Vitalität. Ich wollte ihr Geheimnis erfahren. Was ich auf dieser Suche herausfand, ging weit über die westliche Medizin und westliche Vorstellungen von Fitnesstraining hinaus. Um diese Bewegungs-Magie wirklich zu verstehen, musste ich zunächst meinen westlichen Hintergrund verstehen lernen und ihn dann transzendieren.

Im Westen werden wir typischerweise darauf trainiert, uns zu spezialisieren und die Dinge zu kategorisieren und in ihre Bestandteile zu zerlegen. Wenn Sie sich eine körperliche Verletzung zuziehen, gehen Sie zu einem Arzt. Kämpfen Sie mit geistigen oder emotionalen Schwierigkeiten, suchen Sie Hilfe beim Psychologen. Sind Ihre Probleme hingegen spiritueller Natur, wenden Sie sich an einen Pfarrer, Priester oder Rabbiner. So wird es in unserer Kultur seit dem Aufstieg der modernen Medizin gehandhabt. Selbstverständlich hat dieses System große Vorteile, und auf vielen Spezialgebieten lassen sich so große Fortschritte erzielen.

Die Schattenseite dieses Paradigmas besteht aber darin, dass wir den Blick für das Ganze verlieren. In Wirklichkeit sind Körper, Bewusstsein und Geist keine säuberlich voneinander getrennten Einheiten. Wenn Sie zwischen Ihrem Grundstück und dem Ihres Nachbarn einen Zaun errichten, bedeutet das nicht, dass die Erde unter diesem Zaun geteilt ist.

Nach asiatischer Sicht bilden Körper, Bewusstsein und Geist ein Kontinuum, und das Ganze ist wichtiger als die einzelnen Teile. Nehmen Sie zum Beispiel Wasser. Es kann drei unterschiedliche Zustände annehmen: fest (Eis), flüssig (Wasser) und gasförmig (Dampf). Doch auf grundsätzlicher Ebene bleibt es dabei immer H_2O. Das Gleiche gilt auch für uns: Der physische Körper ist die dichteste Energieform, wie das Eis; das Bewusstsein und die Emotionen sind flüssiger, ähnlich dem Wasser; und der Geist ist, wie Dampf, kraftvoll und doch flüchtig zugleich. Gemäß der östlichen Medizin sind die Menschen bei uns so unglücklich und unzufrieden, weil sie sich nicht mehr als Teil eines harmonischen Ganzen fühlen, sondern isoliert und abgetrennt.

In der Medizin des Ostens wurde immer beschrieben, wie die drei Elemente Körper, Bewusstsein und Geist einander beeinflussen. Zum Beispiel haben negative emotionale Energie und Stress einen schädlichen Einfluss auf die Gesundheit des Körpers. Andererseits wirkt sich ein schlechter körperlicher Gesundheitszustand negativ auf Bewusstsein und Emotionen aus. Die Beziehung ist wechselseitiger Natur. Stellen Sie sich vor, Sie befinden sich an einem wunderschönen Ort, zum Beispiel Hawaii – weiße Sandstrände, perfektes Wetter, kristallklares Wasser. Stellen Sie sich nun vor, Sie leiden an einer Darmgrippe. Wegen Ihrer gesundheitlichen Beschwerden werden Sie wenig Freude an der Schönheit Hawaiis haben. Die Energien von Körper, Bewusstsein und Geist sind Teil eines ständigen Kreislaufs.

Wir sind mehr als unsere Teile, mehr als unsere Organe, Bindegewebe und Muskeln; mehr als unsere Gedanken und Gefühle; mehr als unsere religiösen Überzeugungen und kulturellen Voreingenommenheiten. Wir sind das sich aus all diesen scheinbar separaten Facetten zusammensetzende Ganze.

Es gibt viele unterschiedliche Wege, auf denen wir unsere Ziele erreichen können. Die östliche und die westliche Medizin haben beide große Erfolge bei der Behandlung von Krankheiten, der Rettung von Menschenleben und der Verbesserung der Lebensqualität erzielt. Ost und West erreichten das durch völlig verschiedene Herangehensweisen, die jeweils auf einem einzigartigen Paradigma beruhen.

Derzeit kreist unser westliches Gesundheitswesen völlig um Menschen, die Schmerzen haben und krank werden. Wenn niemand krank ist, wird auch niemand bezahlt. Die konventionelle Medizin unterscheidet sich von der holistischen Medizin dadurch, dass sie weitgehend passiv ist, statt aktiv Vorbeugung zu betreiben. Die Ärzte verschreiben Ihnen Medikamente oder ergreifen andere therapeutische Maßnahmen, wenn Sie bereits krank sind und Beschwerden haben. Die holistische, also ganzheitliche Medizin konzentriert sich dagegen auf Vorbeugung und auf die tieferen Ursachen eines Problems statt lediglich auf seine Symptome.

In Asien gab es und gibt es immer noch Gegenden, wo das Gesundheitssystem genau andersherum funktioniert. Die Klienten zahlen ihrem Arzt eine feste monatliche Gebühr, solange er sie gesund erhält. Wenn sie dennoch krank werden, wird die Zahlung eingestellt. Überlegen Sie einmal, wie gut Ärzte in einem solchen System motiviert sind, Sie gesundheitlich in Form zu halten. Wie anders würde unser westliches Gesundheitssystem aussehen, wenn wir diese Praxis übernähmen! Denn wie heißt es so schön: *Es wächst das, worauf wir unsere Aufmerksamkeit richten.*

Wenn ein Medizinmodell sich auf Vorbeugung und Wohlbefinden konzentriert, gedeihen genau diese Qualitäten. Man kann es mit dem Fußball vergleichen, wo eine Mannschaft, die in der Offensive gut ist, meist auch über eine gute Abwehr verfügt. Indem wir vorbeugend handeln und uns auf Gesundheit konzentrieren, werden wir stärker und widerstandsfähiger, und selbst wenn wir dann doch einmal krank werden, erholen wir uns viel rascher.

Wahre Heilung dringt immer zur Ursache des Problems vor und beseitigt das krankmachende Muster. Wenn man sich nur auf Symptome konzentriert, ist das wie der Versuch, Pingpongbälle unter Wasser zu halten. Sie kommen schließlich doch an die Oberfläche und treiben in alle Richtungen davon. Wenn man Symptome unterdrückt, erzeugt man damit oft andere, zusätzliche Gesundheitsprobleme. Werden zum Beispiel über einen längeren Zeitraum entzündungshemmende Medikamente eingenommen, kann das zu lebensbedrohlichen Schäden an inneren Organen führen. Viel besser ist es, aktiv vorzubeugen, damit ernste Gesundheitsprobleme gar nicht erst entstehen, und nach dauerhaften ganzheitlichen Heilungslösungen zu streben.

Pharmazeutische Medikamente können vorübergehend Schmerzen lindern, Angst und Depressionen dämpfen oder Krankheitserreger im Körper abtöten. Doch die eigentlichen Ursachen unserer Krankheiten werden dabei oft nicht behandelt. Die bloße Unterdrückung oder Beseitigung von Symptomen führt nicht zu Vitalität und guter Gesundheit. Werden sekundäre Symptome mit schulmedizinischen Medikamenten bekämpft, beschäftigen wir uns mit den Zweigen unserer Gesundheitsprobleme und ignorieren die Wurzeln. Für diese kurzfristigen Lösungen zahlen wir langfristig oft einen hohen Preis.

Wenn wir dagegen unsere Energie stärken und eine gute, kraftvolle Gesundheit aufbauen oder erhalten wollen, hat die westliche Medizin uns nicht viel zu bieten. Trotz ständiger Fortschritte in der Medizintechnik gibt es heute mehr Krankheit und Schmerzen als je zuvor. Damit will ich die großen Leistungen der westlichen Medizin keineswegs leugnen. Wenn es um Notfälle, Impfungen oder die akute Behandlung lebensgefährlicher Erkrankungen geht, ist die westliche Medizin unschlagbar. Doch der Osten erinnert uns daran, dass wir uns nach innen wenden müssen, wenn wir unsere Lebensenergie stärken und zu wahrer Gesundheit finden wollen. Neuerdings nähern östliche und westliche Medizin sich an, denn westliche Mediziner bemühen sich verstärkt um eine holistische Behandlungsphilosophie. Man erkennt, dass Stress und negative Emotionen körperliche Probleme hervorrufen können. Und zur Vorbeugung werden vermehrt Stressmanagement und geistige und körperliche Entspannungsmethoden eingesetzt.

In der chinesischen Medizin sagt man: *Versuchst du erst dann gesund zu werden, wenn du bereits schwer krank bist, so ist das, als wolltest du einen Brunnen graben, wenn du bereits halb verdurstet bist.* Damit ist gemeint, dass wir uns schon auf die Erhaltung unserer Gesundheit konzentrieren sollen, solange wir gesund sind. Das soll nicht heißen, dass man nichts mehr tun kann, wenn jemand krank wird oder Schmerzen hat. Es bedeutet nur, dass Sie gleich heute beginnen sollten, wo immer Sie gerade auf Ihrem Weg zu Gesundheit und Vitalität stehen mögen.

Aus östlicher Sicht – aber die westliche Medizin gelangt auch immer mehr zu dieser Einsicht – ist Vorbeugung der Schlüssel zum Glück und dauerhafter Gesundheit. Der Rat, dass Sie selbst die Verantwortung für die Pflege Ihrer Gesundheit übernehmen sollen, bedeutet natürlich nicht, dass Sie sich nun auf eigene Faust mit Akupunktur behandeln oder Pflanzenarzneien verabreichen. Überlassen Sie die Behandlung ruhig den Profis, die dafür die nötige Ausbildung und Erfahrung mitbringen. Aber es gibt ganz klar etwas, dass Sie selbst tun können, um Ihre eigene gesundheitliche Zukunft zu kontrollieren. Indem Sie jeden Tag etwas Energiekultivierung und Stressabbau betreiben, wird Ihr ganzes System widerstandsfähiger und stärker werden. Darum geht es in den *Sieben Minuten* – jeden Tag ein bisschen Wasser und Sonnenschein.

Betrachten Sie dieses Buch als Ratgeber für gesundheitliche Vorbeugung. Die *Sieben Minuten* sind eine einfache Methode, mit der Sie Ihren Brunnen graben und das Wasser der Gesundheit und Vitalität sprudeln lassen können. Die *Sieben Minuten* sind eine einfache, schnelle Lösung, um die schädlichen Auswirkungen von Stress und Energiemangel zu verhüten. Dieses tägliche Übungsprogramm wird bewirken, dass Sie sich jünger fühlen und jünger aussehen werden, als es Ihrem tatsächlichen Alter entspricht. Und Sie werden nicht nur so aussehen, sondern tatsächlich jünger sein.

Stress

Stress ist ein Modewort. Es taucht überall auf – in Zeitschriften, Zeitungen, Arztpraxen, bei der Arbeit und im Fernsehen. Vermutlich vergeht kein Tag, an dem es uns nicht mindestens einmal begegnet. In unserer modernen Welt wird das Leben immer schneller und komplizierter, mit einem Wort: stressiger. Auch wenn wir enorme technische Fortschritte gemacht haben, sind unsere Körper immer noch wie früher. Mit künstlichem Licht machen wir die Nacht zum Tage, Läden sind fast rund um die Uhr geöffnet, doch unsere Körper folgen immer noch den gleichen Zyklen und Rhythmen wie vor tausend Jahren. Da ist es kein Wunder, dass es uns so schwerfällt, unser inneres Gleichgewicht zu bewahren, wenn wir uns ständig auf so unnatürliche Weise antreiben und unter Druck setzen.

Dieser Lebensstil bewirkt bei Millionen Menschen, dass sie zu erschöpft sind, um für ausreichend körperliche Bewegung zu sorgen, sich angemessen zu entspannen und sich durch spielerische, freudvolle Aktivitäten einen gesunden Ausgleich zu schaffen. Ein solches Kräfte zehrendes Leben im Dauerstress führt zu Ängstlichkeit, innerer Unruhe, Erschöpfung, Depression, einer Schwächung des Immunsystems und einer erschreckenden Fülle von körperlichen und psychischen Beschwerden.

Diese Probleme resultieren nicht nur aus dem Stress selbst, sondern auch aus der Art und Weise, wie die Menschen mit ihm umgehen. Die ständige Zunahme von Suchtkrankheiten, Drogenmissbrauch, gestörten zwischenmenschlichen Beziehungen, exzessivem Unterhaltungskonsum (Fernsehen), zwanghaftem »Shoppen« und der Jagd nach materiellem Besitz zeigt, wie wir in schädlicher Weise auf Stress reagieren. Das trifft besonders dann zu, wenn wir das Gefühl haben, dass es uns an äußerer Unterstützung oder an inneren Ressourcen mangelt.

Es ist nicht immer möglich, ein äußeres Problem zu eliminieren. Man kann nicht immer einfach seine Arbeit kündigen, die Kinder dazu bringen, sich besser zu benehmen, einem Verkehrsstau entkommen oder eine schwere Verletzung heilen. Aber Sie können die Art, wie Sie auf solche Belastungen reagieren, und Ihren inneren Bewusstseinszustand verändern. Es steht Ihnen frei, effektiv auf die Belastungen und Probleme Ihres Lebens zu reagieren. Wenn Sie über mehr Energie und Vitalität verfügen, werden Stress und Probleme Ihnen nicht mehr so überwältigend erscheinen. Indem Sie sich mehr Zeit für sich selbst nehmen, werden Sie die Energie aufbauen, die Sie benötigen, um wirkungsvoller und klüger mit Ihren Problemen umzugehen.

Die »Stressreaktion« hat sich aus gutem Grund entwickelt: Sie dient dazu, uns in Gefahrensituationen zu schützen. In meiner Jugend lernte ich diese Reaktion einmal sehr gut kennen: An meinem dreizehnten Geburtstag reiste mein Vater mit mir nach Alaska, was eine Art von Initiation darstellte, ein Abenteuer in der Wildnis. Am zweiten Tag in der Wildnis wanderten wir auf einem schönen Pfad an einem Fluss entlang und sahen, wie Lachse einen Wasserfall hinaufsprangen. Als wir stehen blieben, um dieses Schauspiel zu bestaunen, kam unerwartet ein riesiger Grizzly aus dem Wald, keine zwei Meter vor uns. Sein Kopf war größer als mein ganzer Körper. Ich erstarrte. Mein Mund wurde trocken und mein Herz fühlte sich an, als wollte es aus meiner Brust springen. Alle diese körperlichen Veränderungen in diesem Moment stellten mich vor zwei Alternativen – mich entweder auf einen Ringkampf mit dem Grizzly einzulassen oder zu fliehen, so schnell es ging. Wissenschaftlich wird dies die »Kampf-oder-Flucht-Reaktion« genannt.

Die Angler und die Einheimischen hatten uns gesagt, nicht wegzulaufen, wenn man einem Bären begegnet, aber mein Denken setzte einfach aus, und meine Beine bewegten sich, als wollte ich eine Goldmedaille gewinnen. Mein Vater und ich sprinteten davon und kletterten schneller als jedes Eichhörnchen auf einen Baum. Obwohl der Bär natürlich viel mehr an den Lachsen interessiert war als an uns, blieben wir dort oben, bis er sich schließlich davontrollte.

Physiologisch spielte sich damals in meinem Körper Folgendes ab: Mein sympathisches Nervensystem lief plötzlich auf Hochtouren. Der Hypothalamus (eine Drüse im Gehirn) aktivierte die Hirnanhangdrüse, die wiederum ein Hormon namens ACTH (adrenocorticotropisches Hormon) in meinen Blutkreislauf ausschüttete. Dieses Hormon gelangte in meine Nebennieren, die daraufhin mehr Adrenalin produzierten, zusammen mit anderen, Glucocorticoide genannten Hormonen (zu denen beispielsweise das Cortisol gehört). Dies löste in meinem Körper eine ganze Reihe von biochemischen Veränderungen aus:

- Mein Herzschlag beschleunigte sich und mein Blutdruck stieg (mehr Blut wurde in die Muskeln und die Lunge gepumpt).
- Mein Atem ging schneller, sodass mehr Atemluft in meine Lunge gelangte.
- Blut wurde aus der Haut und den inneren Organen in mein Gehirn und meine Muskulatur geleitet. Meine Muskeln spannten sich an.

Ich fühlte mich stärker (wenn auch nicht stark genug, um mich auf einen Ringkampf mit einem Bären einzulassen!).

- Die Blutgerinnung verstärkte sich, für den Fall, dass der Bär mich packte und wie bei einem Wrestling Match durch die Luft schleuderte. Nun würden sich Verletzungen der Arterien schneller schließen.
- Meine Pupillen erweiterten sich, um meine Sehleistung zu verbessern (was in diesem Fall weniger nötig war, denn der 500-Kilo-Grizzly war nun wirklich nicht zu übersehen).
- Meine Leber wandelte Glykogen in Glukose um, die mir zusammen mit freien Fettsäuren einen schnellen Energieschub lieferte.

Unter diesen Umständen war die Kampf-oder-Flucht-Reaktion absolut angemessen. Diese Körperreaktion rettete schon den Höhlenmenschen, wenn er sich plötzlich einem Säbelzahntiger gegenübersah. Doch im modernen Menschen wird diese Reaktion auch ausgelöst, wenn er in einem Verkehrsstau feststeckt oder vor Kollegen ein Referat halten muss. Tatsächlich kann jede als stressig empfundene Situation in einem Menschen die Kampf-oder-Flucht-Reaktion auslösen.

Diese unglaublich wichtige, lebensrettende Stressreaktion ist fest in unserem Körper verankert. Doch im modernen Alltag sind wir nur selten mit Grizzlybären oder anderen wirklich lebensgefährlichen Stressauslösern konfrontiert. Das Problem besteht darin, dass unser Körper nicht zwischen einem Grizzly und einem Verkehrsstau unterscheiden kann und auf beides ähnlich reagiert.

Im Fall der Begegnung mit einem Grizzlybären wird die Stressreaktion unverzüglich körperlich ausagiert. Der Körper nutzt diese Energie, um zu fliehen oder mit dem Feind zu kämpfen. In einem Verkehrsstau findet die Stressreaktion jedoch kein Ventil und rumort im Körper herum wie ein eingesperrter Tiger. Im Laufe der Zeit schadet diese Art von Stress unserer Gesundheit.

In unserem modernen Dschungel sind öffentliche Vorträge, ein verärgerter Ehepartner, das Gespräch mit einem schwierigen Klienten, ein übervoller Terminkalender und die Erziehung der Kinder zwar stressige, jedoch nicht lebensbedrohliche Situationen. Aber diese Situationen setzen im Körper das gleiche Bombardement mit Stresshormonen in Gang. Der Körper reagiert nicht bloß, er überreagiert. Wenn die Kampf-oder-Flucht-Reaktion immer wieder auf solche unnötige Weise ausgelöst wird, führt das letztlich zu körperlicher und geistiger Erschöpfung. Die Stressreaktion hatte sich ursprünglich entwickelt, um kurzfristig auf akute Gefahren reagieren zu können – sie eignet sich nicht für den lang anhaltenden Stress, dem wir im modernen Alltag ausgesetzt sind.

Alle Bereiche unseres Körpers werden vom Stress in Mitleidenschaft gezogen. Die Statistiken sprechen eine deutliche Sprache: 112 Millionen Menschen nehmen Medikamente ein, die durch Stress ausgelöste Symptome lindern sollen. Ein Grund für diese hohe Anzahl ist darin zu suchen, dass Stress sich in allen Aspekten unseres Lebens bemerkbar macht, physisch ebenso wie psychisch, und dass er bereits vorhandene Gesundheitsbeschwerden zusätzlich verschlimmern kann.

Von Muskelverspannungen bis zu Kopfschmerzen, von Verdauungsbeschwerden über Herzerkrankungen bis zu Krebs spiegelt die stetige Zunahme mit Stress in Zusammenhang stehender Krankheiten unsere Unfähigkeit wider, mit unserem modernen Lebensstil zurechtzukommen. Das fördert das Wachstum einer Medizinindustrie mit Milliardenumsätzen, deren Produkte oft lediglich die wahren, tieferen Ursachen unseres Stresses maskieren. Dabei wurde inzwischen in zahlreichen medizinischen Studien nachgewiesen, dass die in diesem Buch erörterten östlichen Übungssysteme wie Qigong, Yoga und Tai-Chi zusammen mit Ausdauertraining und Meditation viele Stresssymptome lindern oder völlig beseitigen können.

Körperliche Stresssymptome:

– Muskelverspannungen und -schmerzen
– Erschöpfung und Lethargie
– flache, kurze Atmung
– Enge in der Brust, schneller Puls
– Sodbrennen, Verdauungsstörungen, Durchfall, Verstopfung
– Mundtrockenheit, rauer Hals
– übermäßiges Schwitzen und feuchte, kalte Hände und Füße
– Hautreizungen, Ekzeme
– Nägelkauen, Nervosität
– Abnahme der Libido
– übermäßiges Essen oder Appetitlosigkeit
– Schlaflosigkeit, übermäßiges Träumen
– Alkohol- und Drogenmissbrauch

Psychische Stresssymptome:

– Frustriertheit, Reizbarkeit, Wut
– Ungeduld
– sorgenvolle, ängstliche Unruhe
– Traurigkeit, Depression
– Unsicherheit, Furcht
– Panikattacken
– Stimmungsschwankungen
– übermäßig einströmende Gedanken
– Erinnerungslücken, Konzentrationsschwäche
– Unfähigkeit, Entscheidungen zu treffen
– nicht mehr lachen und sich freuen können

Stress raubt den Menschen die Fähigkeit, die Freuden des Lebens zu genießen. Stress kann in vielen Formen auftreten – berufliche Belastungen, finanzielle Sorgen, Gesundheitsprobleme, Schwierigkeiten in Ehe und Familie, soziale Vereinsamung, ein neues Baby, eine neue Hypothek, oder man hat einfach nicht mehr genug Zeit für sich selbst.

Die folgenden Fakten belegen, welchen Problemen sich viele von uns gegenübersehen:

- **Stress und das tägliche Leben:** 89 % der Erwachsenen geben an, dass sie »starkem Stress ausgesetzt sind«.
- **Stress und Arztbesuche:** 75–90 % der Arztbesuche der Erwachsenen finden wegen mit Stress in Zusammenhang stehenden Beschwerden statt.
- **Stress und Arbeit:** An einem durchschnittlichen Arbeitstag fehlen eine Million Arbeitnehmer aufgrund von Beschwerden, die mit Stress in Zusammenhang stehen.
- **Stress kann tödlich sein:** Am Montagmorgen um neun Uhr erleiden mehr Menschen Herzanfälle als zu jeder anderen Zeit in der Woche.
- **Stress kann Krankheiten verursachen:** Stress gilt als wichtiger Faktor bei folgenden Krankheiten: Bluthochdruck, Herzattacken, Diabetes, Asthma, chronische Schmerzen, Allergien, Kopfschmerzen, Rückenschmerzen, verschiedene Hauterkrankungen, Krebs, Immunschwäche und ein Rückgang der weißen Blutkörperchen.
- **Stress und Sex:** Stress kann unsere sexuelle Leistungsfähigkeit schwächen und uns unserer Libido berauben. Das kann zu vorzeitigem Samenerguss, Erektionsstörungen und anderen Problemen führen, die ein erfülltes Sexualleben beeinträchtigen.
- **Stress und Cholesterin:** Stress spielt für den Cholesterinspiegel eine

wesentlich wichtigere Rolle als die Ernährung. Mehrere Studien, unter anderem eine, bei der Medizinstudenten in der Zeit ihres Examens untersucht wurden, belegen, dass der Cholesterinspiegel deutlich erhöht ist, wenn ein Mensch unter starkem Stress steht, und zwar weitgehend unabhängig von der Ernährung.

– **Stress und Herzerkrankungen:** Stress gilt heute in gleichem Maße wie das Rauchen, Übergewicht und Bewegungsmangel als wesentlicher Risikofaktor für Herzerkrankungen.
– **Stress und die Verdauung:** Stress kann die Magensäureproduktion stören und die Darmperistaltik beschleunigen oder verlangsamen. Verstopfung, Durchfälle, Blähungen, eine ständige Reizung der Verdauungsorgane und Übergewicht können alle mit Stress in Zusammenhang stehen.
– **Stress und Muskelanspannung:** Ihre Muskeln sind für Stressbelastungen besonders empfänglich. Unter Stress spannen sich Ihre Muskeln an und ziehen sich zusammen. Diese Muskelanspannung hat Rückwirkungen auf Nerven, Blutgefäße, Organe, Haut und Knochen. Chronische Muskelanspannung kann zu einer Vielzahl von gesundheitlichen Beschwerden führen. Dazu gehören Muskelkrämpfe, Schmerzen und Zähneknirschen.
– **Stress und das Immunsystem:** Stress beeinträchtigt unser Immunsystem. Für eine medizinische Studie wurden vierhundert Versuchspersonen mit Schnupfenviren in Kontakt gebracht. Jene, die in ihrem Leben gerade besonders großem Stress ausgesetzt waren, hatten ein doppelt so großes Risiko, an Schnupfen zu erkranken, wie jene mit den niedrigsten Stresswerten.
– **Stress und Schlaganfallrisiko:** Starker Stress gehört zu den größten Risikofaktoren für Schlaganfälle – mehr noch als Bluthochdruck – und das sogar noch fünfzig Jahre nach dem traumatischen Erlebnis, das den Stress verursachte. In einer Studie mit 556 Veteranen aus

dem Zweiten Weltkrieg lag die Schlaganfallrate bei jenen, die in Kriegsgefangenschaft geraten waren, achtfach höher als bei jenen, die keine Kriegsgefangenen gewesen waren.

Eine fundamentale Frage beschäftigt alle Therapeuten und Ärzte seit Jahren – unabhängig davon, ob sie eher der westlichen oder der östlichen Medizin zuneigen: Warum macht ein Virus manche Menschen krank, während andere, die damit in Kontakt kommen, gesund bleiben? Es mehren sich die Hinweise darauf, dass dies mit dem Energielevel, der Vitalität und Stresstoleranz der betreffenden Person zusammenhängt. Inzwischen ist ein eigener medizinischer Forschungszweig entstanden, der sich mit den Auswirkungen von Stress und Energiemangel auf das Immunsystem beschäftigt, die Psychoneuroimmunologie. Kurz gefasst, zeigen die Forschungsergebnisse, dass Stress das Immunsystem beeinträchtigt, sodass es sich weniger gut gegen Bakterien und Viren zur Wehr setzen kann.

Die gute Nachricht lautet, dass Stress sich durch die richtigen Bewegungen, Dehnübungen und Entspannungstechniken lindern beziehungsweise abbauen lässt. Und genau diesem Zweck dient das *Sieben Minuten*-Übungsprogramm. Es geht darum, die eigenen Ressourcen auf richtige Weise anzuzapfen. Dann machen die unvermeidlichen Stressfaktoren und Herausforderungen Ihres Lebens Sie produktiver, statt sich selbstzerstörerisch auszuwirken. Diese *Sieben Minuten*-Sequenzen versetzen Sie in die Lage, Stress in einen Katalysator für Kreativität zu verwandeln und so all das zu manifestieren, was Sie sich in Ihrem Leben wünschen.

Energie

Energie ist jene schwer fassbare Substanz, nach der wir alle streben. Es handelt sich um die vitale Kraft, die das Leben aufregend, interessant, schöpferisch und erfreulich macht.

Ob Sie die Kraft nun Qi (chinesisch), Prana (indisch), Ruach (hebräisch), Geist, Jugendlichkeit oder blühende Gesundheit nennen, wir alle hungern nach dieser Energie. Die Quantenphysiker sagen, dass das Universum energetischer Natur ist, können aber nicht sagen, was diese Energie wirklich ist. Man kann sie spüren und wahrnehmen, aber sie entzieht sich allen rationalen Begriffen und Erklärungen. Instinktiv wissen wir jedoch: Je mehr Energie wir haben, desto besser fühlen wir uns.

Energie ist die unsichtbare, immaterielle Substanz, die uns am Leben erhält und unseren Körper bewegt. Ohne sie gäbe es keine Gedanken und Emotionen, kein Bewusstsein. Energie durchdringt und erfüllt den unendlichen Raum des Universums ebenso wie den unendlich kleinen Raum der Elementarteilchen. Sie ist der Spiraltanz der Planeten, der Magnetismus zwischen Elektron und Proton und die Anziehungskraft zwischen Mann und Frau. Energie fließt in der Luft, die wir atmen, den Speisen, von denen wir uns ernähren, und den Emotionen, die wir spüren. Sie ist die Kraft, die Planeten, Sterne und Galaxien in perfekter Harmonie zusammenwirken lässt. Berge falten sich auf, Wälder wachsen, Flüsse fließen und Leben entwickelt sich – das alles sind Ausdrucksformen dieser Lebenskraft-Energie.

Die Quantenphysiker stimmen mit den Mystikern aller Zeitalter überein, dass wir buchstäblich aus Energie gemacht sind und in einem grenzenlosen Meer aus Energie existieren. Wie ist es dann überhaupt möglich, dass wir unter chronischem Energiemangel, Müdigkeit und schlechter Gesundheit leiden?

Stellen Sie es sich so vor: Wenn während eines Unwetters die Stromversorgung unterbrochen oder beeinträchtigt wird, hören alle elektrischen Geräte im Haus auf zu funktionieren, oder sie sind zumindest in ihrer Funktion beeinträchtigt. Ohne Elektrizität können wir nicht kochen, fernsehen oder den Computer benutzen. Wenn wir dieses Prinzip auf unseren Körper und unser Bewusstsein übertragen, erkennen wir, dass Energiemangel unsere Vitalität beeinträchtigt, die Verwertung unserer Nahrung, unsere Fähigkeit, Stress zu bewältigen, unsere Libido, unsere Kreativität und unsere Lebensfreude.

Die Entscheidungen, die wir tagtäglich treffen, vom Sport bis zu unserer Ernährung, beeinflussen unser Wohlbefinden und wirken von innen nach außen. Wenn wir uns ein höheres Energielevel aufbauen, wächst unsere Fähigkeit, Stress zu bewältigen und kreative Lösungen für unsere Probleme zu finden. Nur wenn wir erschöpft sind und unter Energiemangel leiden, kann der Stress unserem Körper und unserer Psyche zusetzen.

Nach östlicher Vorstellung sind wir umso gesünder, je mehr Energie in unserem Körper zirkuliert. Ein hohes körperliches Energielevel manifestiert sich in Form verbesserter Organfunktionen, geschmeidigerer Muskeln, beweglicherer Gelenke und eines ausgeglicheneren Gefühlslebens. Energieverlust hingegen führt zu Müdigkeit, Anspannung, Stoffwechselstörungen, Stressanfälligkeit, Schlaflosigkeit, Depression und fruchtlosen Grübeleien.

Unser Energielevel ist ein ausgezeichneter Indikator für unseren allgemeinen Gesundheitszustand. Eine Studie der Yale University belegt, dass das Energielevel eines Menschen den größten Einfluss auf seinen allgemeinen Gesundheitszustand hat und die besten Prognosen für die zukünftige Entwicklung seiner Gesundheit ermöglicht. Energiegeladene, vitale Menschen, das ist das Ergebnis dieser Studie, sind generell gesund, während Menschen von schwächlicher Konstitution oft krank werden und unter ihrem energetischen Mangelzustand leiden. Krankheit, Apathie, Müdigkeit, nervöse Unruhe, chronischer Stress, Depression sind Warnhinweise, dass wir uns in einem energetischen Mangelzustand befinden.

Mehr Energie

Die Natur vibriert geradezu vor Energie. In den östlichen Formen des Körpertrainings besteht eines unserer Ziele darin, diesen uns umgebenden Energiestrom anzuzapfen. Manchmal gewinnen wir schon dadurch mehr Energie, dass wir damit aufhören, uns selbst im Weg zu stehen, und uns von Stress, Anspannung und alten Emotionen und Denkweisen lösen. Energiereichtum ist nicht etwas, das wir selbst erschaffen oder erzeugen müssen. Dieser Reichtum ist immer da, möchte in uns fließen und sich in Form von Kreativität und Harmonie durch uns ausdrücken.

Wenn wir, wie so oft, in der materiellen Welt nach Energie suchen, sind Enttäuschungen unvermeidlich. Es ist wichtig, sich immer wieder ins Gedächtnis zu rufen, dass der Weg zu mehr Energie kein Produkt ist, das man kaufen kann. Was wir uns in der materiellen Welt in Wirklichkeit wünschen, ist, dass sie unser inneres Empfinden widerspiegelt – Sicherheit, Erfüllung, Gesundheit, Kraft, Tatendrang, Jugend und Vitalität. Das alles sind innere Qualitäten. Einer meiner Lehrer bezeichnet dieses unaufhörliche Verlangen nach materiellen Dingen als die Suche nach »Dracheneiern«. Mit anderen Worten, es handelt sich um die Suche nach etwas, das gar nicht existiert.

Energie von innen heraus zu kultivieren bringt einen enormen langfristigen Nutzen. Es ist ein Weg, Verbindung zur Quelle aller Energie aufzunehmen und das eigene Energielevel langfristig aufzubauen.

Glück und Freude existieren bereits jetzt in Ihnen. Die Vorstellung, wir müssten etwas Materielles erlangen, um diese innere Qualität zu verwirklichen, führt nur dazu, dass wir ständig äußeren Dingen nachjagen. Diese Suche nach Glück in der äußeren Welt ist so sinnlos, als wollten wir Wellen einfangen, indem wir Meerwasser mit dem Eimer schöpfen. Wenn Sie dagegen Ihre innere Energie kultivieren, können Sie die materielle Welt genießen, ohne sich von äußeren Dingen abhängig zu machen. Die materielle Welt ist wirklich dafür geschaffen, dass wir sie genießen und mit allen Sinnen erfahren, aber wenn wir uns ihr aus einer Position innerer Ausgeglichenheit und Stärke nähern, können wir uns an unserem materiellen Besitz erfreuen, ohne uns von ihm beherrschen zu lassen.

Der Schlüssel zu Glück und Vitalität ist inneres Gleichgewicht: eine harmonische Beziehung zum Leben, und zwar in allen inneren und äußeren Lebensbereichen – Ernährung, Arbeit, zwischenmenschliche Beziehungen, Schlaf, Spiel und Kontemplation.

Teil 2

Die Übungen

Stellen Sie sich einen Fluss vor, der von den Bergen herabströmt – mühelos und voller Kraft. In diesen Morgen- und Abendübungen spiegeln sich die Bewegungen der Natur und die natürlichen Rhythmen des Körpers wider. So werden Energie und Vitalität aufgebaut. In der Natur gibt es keinen Mangel an Energie, nur Zyklen und Rhythmen. Diese Übungen wurden dafür entwickelt, Sie wieder in Kontakt mit Ihren inneren Rhythmen und Zyklen zu bringen.

Die Morgenübungen wecken den Körper auf, wenn draußen die Natur zum Leben erwacht. So laden Sie Ihren Körper unmittelbar mit der Energie des Lebens auf. Die Abendübungen lösen Anspannung und Stress auf, beruhigen den Geist und bereiten den Körper auf einen erholsamen Schlaf vor.

Die Übungen gehen ohne Unterbrechung fließend ineinander über. Keine Bewegung ist überflüssig, damit Sie mit möglichst geringem Zeitaufwand und wenig Anstrengung optimal von den Übungen profitieren. Tai-Chi und Qigong werden auch die Kunst der mühelosen Kraft genannt, weil sie so einfach und rhythmisch sind und die Bewegungen ganz leicht und harmonisch ineinanderübergehen. Alle Haltungen und Dehnungen vereinen sich zu einem Bewegungsfluss, der Ihnen optimalen Nutzen schenkt.

Dehnungen sind so wichtig für den Körper, weil dadurch Muskelverspannungen abgebaut werden. Wenn die Muskeln sich anspannen und zusammenziehen, behindert das den Energiefluss im Körper. Alles in der Natur, was von jugendlicher Lebenskraft durchdrungen ist, ist biegsam und elastisch. Ein gesunder Baum ist nachgiebig. Wenn man einen Ast biegt, federt er zurück. Ist ein Baum dagegen alt und starr, brechen die Äste, wenn man sie biegt. So ist es auch mit unseren Körpern. Wenn wir uns eine jugendliche Vitalität erhalten wollen, ist es notwendig, dass wir elastisch und flexibel werden. Im Tao Te King sagt der Taoist Laotse: »Die Biegsamen sind Schüler des Lebens. Die Starren sind Schüler des Todes.«

Gesundheit ist ein unaufhörlicher Vorgang, nicht ein Ziel, das irgendwann erreicht wird. Sie ist eine tägliche Reise. Jeden Tag unternehmen Sie entweder Schritte auf die Gesundheit zu oder von ihr weg. Darin liegt die Schönheit dieses Übungsprogramms. Sie brauchen jeden Tag nur sieben Minuten, um Ihr Energielevel zu erhöhen, vitaler und gesünder zu werden. Machen Sie es zu einem festen Bestandteil Ihres Alltags, dann werden daraus positive Veränderungen Ihres Körpers und Geistes resultieren, die Ihnen wie Zauberei erscheinen.

7 MINUTEN AM MORGEN

Am Morgen beginnen wir mit den Zentrums-Bewegungen. Bei dieser Bewegungsfolge konzentrieren wir uns auf den unteren Rücken und den Unterbauch. Dort in der Körpermitte befindet sich das Speicherzentrum für Energie und Vitalität. Wenn wir diesen Bereich öffnen, wird der untere Rücken biegsam und beweglich, die Bauchmuskulatur wird gekräftigt, sodass sie ihre stützende Funktion erfüllen kann, und die Hüften werden geöffnet und ausbalanciert. Im Tai-Chi und Qigong wird die Körpermitte Tan Tien genannt. Tan Tien bedeutet Speicher. Dort wird die dem Körper angeborene Vitalität gesammelt und nutzbar gemacht.

Von der Körpermitte wenden wir uns den Bewegungen des Oberkörpers zu, wobei Schultern und Brust gekräftigt werden und die Beweglichkeit des Rückens gefördert wird. Eine Kombination aus Yoga und Krafttraining für den Oberkörper ermöglicht es uns, durch Dehnen Spannungen abzubauen und zugleich die Muskulatur zu stärken und Fett zu verbrennen.

Der nächste Teil der Übungsfolge beschäftigt sich mit dem Unterkörper. Wir strecken die Kniesehnen, öffnen die Hüften und kräftigen alle Muskeln in Beinen und Gesäß. Außerdem nehmen wir Sprunghaltungen ein und gehen in die Hocke, um den Stoffwechsel in Schwung zu bringen, indem wir die größten Muskeln des Körpers aktivieren und unsere Beine kräftigen.

Ihr Körper kann Fett sehr effizient verbrennen, wenn Sie die großen Muskelgruppen von Körpermitte, Brust, Quadrizeps, Kniesehnen und

Gesäß aufbauen. Konzentrieren Sie sich darauf, statt sich mit kleineren Muskeln zu beschäftigen, dann werden Sie mehr Muskelfasern in Aktion versetzen, und Ihr Körper wird schlanker und straffer werden. Je mehr Muskelfasern Sie einsetzen, desto mehr schlankes Muskelgewebe bauen Sie auf. Dadurch bringen Sie Ihren Stoffwechsel ausgezeichnet in Form.

Nun folgen die Ganzkörper-Bewegungen, um alle größeren Muskeln des Körpers zu strecken und zu dehnen. Diese Bewegungsfolge wird Ihnen helfen, Steifigkeit und Anspannung im gesamten Körper abzubauen. Außerdem schafft sie ein Gleichgewicht zwischen der Vorderseite (Bauch, Hüften, Brust und Quadrizeps) und der Rückseite (Wirbelsäule, Rückenmuskeln, Gesäß und Kniesehnen) Ihres Körpers. Das ermöglicht es dem Körper, ohne Muskelanspannung im Gleichgewicht zu stehen.

Als nächster Übungsteil folgen die Energie-Übungen. Dabei werden Elemente aus dem Tai-Chi und Qigong eingesetzt und Druckpunkte an den wichtigsten Energiebahnen aktiviert. Die im Körper schlummernde Energie wird aufgeweckt und zum Fließen gebracht. Einige Elemente dieses Übungsteils stammen aus jenem Bereich des Tai-Chi, der eher den Kampfkünsten zuzurechnen ist. Sie helfen, innere Kraft und eine unerschütterliche Vitalität zu entwickeln.

Nachdem die innere Energie aufgeweckt wurde, lässt man sie mit Hilfe der Atemfluss-Übung im Körper zirkulieren. Tiefes Atmen bewirkt, dass mehr Sauerstoff in die Lunge gelangt. Die erhöhte Sauerstoffzufuhr bringt Energie in alle Körperzellen, wodurch Gesundheit und Wohlbefinden von innen nach außen geschaffen werden. Tiefes Atmen hilft Athleten, ihre Leistungen zu steigern, bringt geistige Klarheit und befreit uns von emotionalem Stress.

Zum Abschluss folgt die Geist-Übung. Sie verhilft uns zu einer klaren, festen Konzentration auf unsere Absichten. Auf diese Weise säen wir die

Saat, die wir im Lauf des Tages ernten werden. Indem wir visualisieren und unsere Aufmerksamkeit auf die Aufgaben des Tages lenken, öffnen wir uns für die Kraft unseres eigenen Geistes. Unsere schöpferische Kraft, unsere Kreativität, wird, wie alles andere auch, durch häufigen Gebrauch trainiert und gestärkt. Indem wir sie jeden Morgen klar fokussieren, werden wir zu bewussten Mitschöpfern und können unsere Wünsche und Ziele reibungslos und mit weniger Mühe verwirklichen.

Wie bei allen Trainingsprogrammen sollten Sie sich vergewissern, dass Sie sich bei den *Sieben Minuten*-Übungen körperlich wohlfühlen. Wenn eine der Bewegungen sich nicht gut anfühlt, probieren Sie die vorgeschlagenen Varianten aus oder lassen Sie sie ganz weg und widmen Sie dafür den anderen Bewegungsfolgen mehr Zeit.

■ Zentrums-Bewegungen

Diese Bewegungsfolge beginnt in Ihrer Mitte, Ihrem Energiezentrum, und dient dazu, Unterbauch, Hüften und den unteren Rücken zu kräftigen. Mit Hilfe der Prinzipien des Yoga, des Qigong und des Pilates-Trainings wird Ihre Mitte energetisiert und die Beweglichkeit des unteren Rückens und der Hüften gefördert.

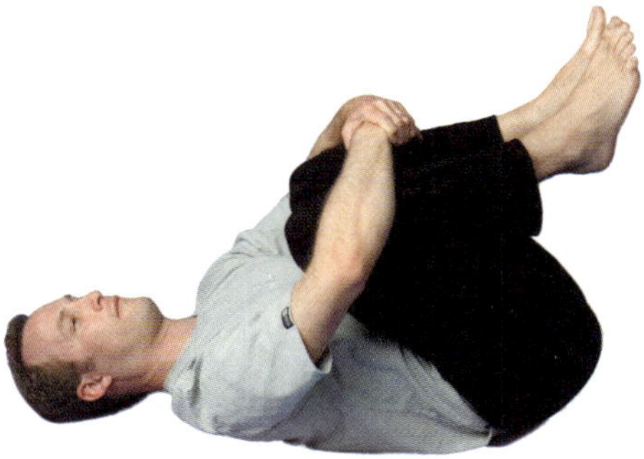

1. Legen Sie sich auf den Rücken. Umfassen Sie Ihre Knie mit den Armen und ziehen Sie sie an die Brust.

Das ist eine der einfachsten Übungen. Es gibt sie im Yoga und Qigong ebenso wie in der Physiotherapie. Warum? Weil durch sie die Lendenwirbelsäule, das Zentrum des Rückens, geöffnet wird. Es handelt sich um eine ausgezeichnete Dehnübung, um Verspannungen und Schmerzen im unteren Rücken aufzulösen und künftige Rückenbeschwerden zu verhüten. Unzählige Menschen leiden schon morgens nach dem Aufwachen unter Rückenschmerzen. Durch diese Haltungsübung wird der untere Rücken gelockert und Steifigkeit beseitigt.

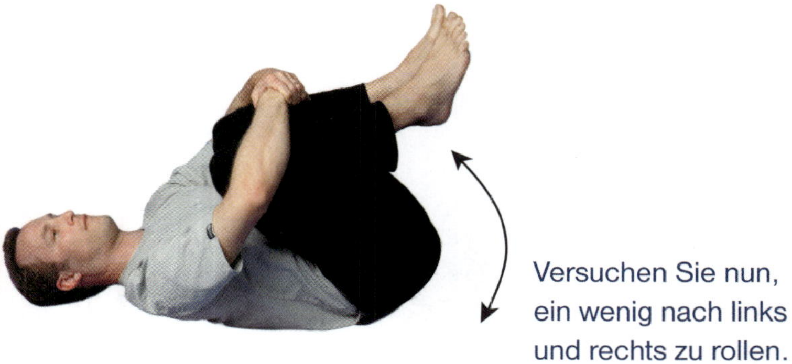

Beachten Sie, wie dadurch der untere Rücken massiert wird. In diesem Rückenbereich, unmittelbar unterhalb der untersten Rippen, liegen die Nieren und die Nebennieren. In unserer Kultur stimulieren wir durch Kaffee, Zigaretten und Unterhaltung ständig die Nebennieren. Dadurch halten wir die Kampf-oder-Flucht-Reaktion unablässig in Gang. Das ist sehr schädlich für den Körper. Indem wir durch das seitliche Hin-und-her-Rollen unseren Rücken massieren, werden die Nebennieren auf natürliche Weise stimuliert. Das ist eine großartige Methode, den Körper ganz ohne Koffein von innen aufzuwecken. Deswegen brauchen Sie nicht mit dem Kaffeetrinken aufzuhören, aber Sie können sich dann frei dafür entscheiden und haben nicht mehr das Gefühl, ohne Kaffee den Tag nicht durchzustehen.

2. Seitliche Drehung. Drehen Sie nun beide Knie zur rechten Seite, bis hinunter auf den Boden. Halten Sie die Knie mit der rechten Hand unten und drehen Sie den Oberkörper nach links.

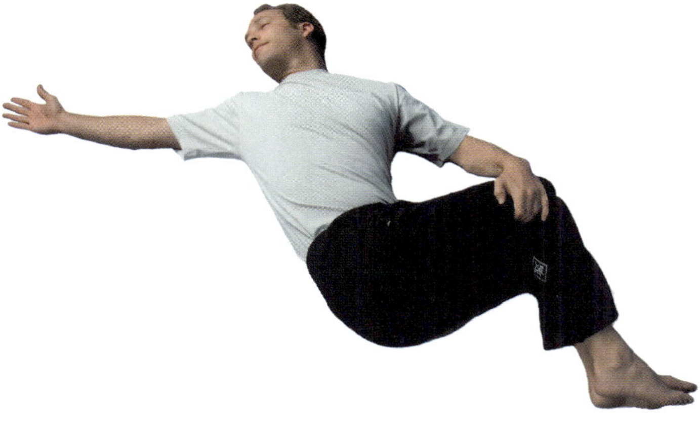

3. Atmen Sie siebenmal tief durch.

4. Führen Sie diese Drehübung nun zur anderen Seite hin aus. Schwenken Sie die aneinanderliegenden Knie nach links bis zum Boden. Halten Sie die Knie mit der linken Hand am Boden fest und drehen Sie den Oberkörper nach rechts.

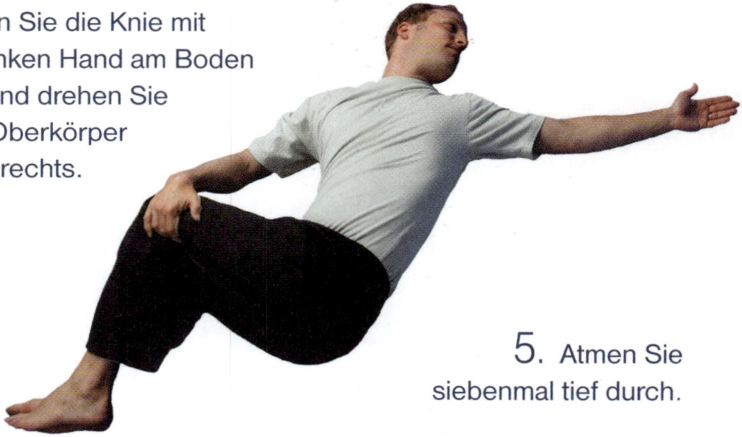

5. Atmen Sie siebenmal tief durch.

Auch hierbei handelt es sich wieder um eine klassische Dehnübung für den unteren Rücken, bei der gleichzeitig der Brustkorb geweitet und eine tiefere Atmung gefördert wird. Wenn Sie dabei tief in die gedehnte Seite hineinatmen, ist die Übung besonders wirkungsvoll. Versuchen Sie, den Atem tief hinunter in den Brustkorb zu leiten, sodass Sie spüren, wie der Unterbauch und der untere Rücken sich ausdehnen. Diese Drehübung ist eine gute Methode, um die Beweglichkeit der Wirbelsäule zu verbessern. Wenn wir aus dem Teenageralter heraus sind, können wir das Fließen der Rückenmarksflüssigkeit in den Wirbeln nur noch durch geeignete Dehnübungen steigern. Dafür eignet sich diese Übung besonders gut. Manchmal kann man regelrecht spüren, wie die Bandscheiben zwischen den Wirbeln sich dabei mit der nährenden Rückenmarksflüssigkeit anfüllen.

■ Noch mehr Energie für den Rücken – Die Brücke

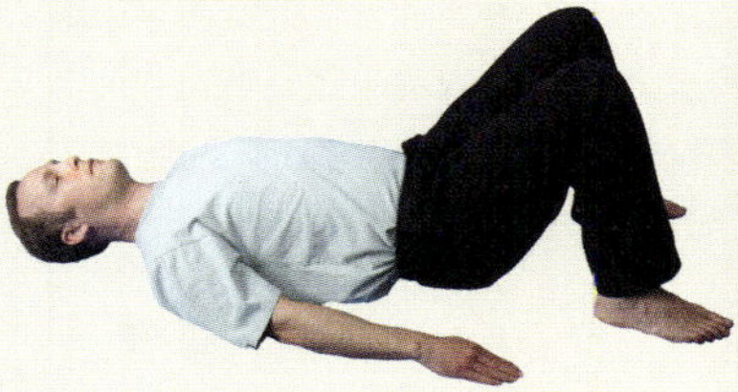

Setzen Sie mit gebeugten Knien beide Füße flach auf den Boden. Heben Sie nun das Becken in Richtung Zimmerdecke, sodass Ihr Rücken sich vom Boden löst.

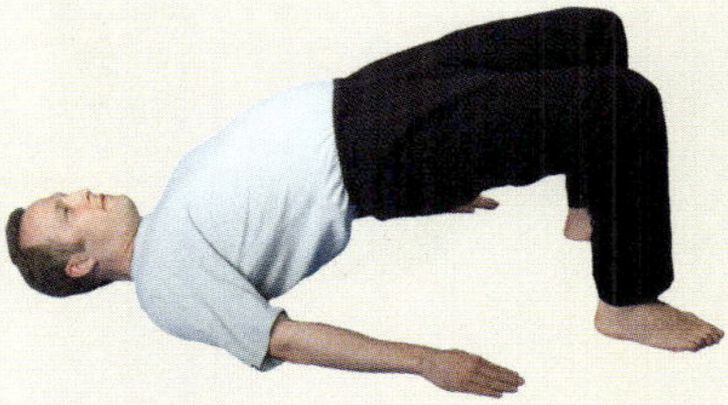

Heben Sie den Rücken in einer fließenden Bewegung bis hinauf zu den Schultern vom Boden ab. Legen Sie die Wirbelsäule dann rollend, Wirbel für Wirbel, wieder auf den Boden. Atmen Sie beim Heben des Rückens ein und atmen Sie aus, während Sie ihn wieder auf dem Boden ablegen. Bewegung siebenmal ausführen.

Die Brücke ist eine ausgezeichnete Kräftigungsübung für den unteren Rücken. Die Hüften werden gelockert und die Beweglichkeit der Wirbelsäule wird verbessert. Außerdem energetisiert diese Übung das zentrale Nervensystem.

6. Die Mitte stärken. Kehren Sie in Ihre Mitte zurück, indem Sie wieder die Knie umarmen und an die Brust ziehen. Sorgen Sie für einen festen Griff um die Knie, indem Sie mit der einen Hand das andere Handgelenk umfassen. Drücken Sie nun beide Knie in Richtung Zimmerdecke. Halten Sie mit Armen und Händen dagegen. Spüren Sie, wie sich dabei Unterbauch, Becken und die Muskeln an den Innenseiten der Oberschenkel anspannen. Halten Sie die Spannung für ungefähr 7 Sekunden.

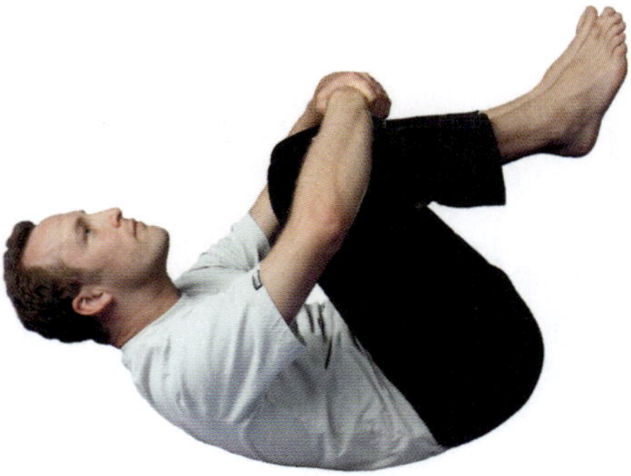

<u>Modifizierung:</u> Wenn Ihnen das schwerfällt oder Sie dabei Ihren Nacken zu sehr belasten, sollten Sie während der gesamten Übung den Kopf auf dem Boden lassen und nur die Knie nach oben drücken.

Diese isometrische Übung kräftigt die untere und obere Bauchmuskulatur.

7. Legen Sie nun Ihre Hände auf die Oberseite Ihrer Beine, unmittelbar unter den Knien. Drücken Sie Ihre Knie in Richtung Gesicht und halten Sie mit den Händen dagegen. Halten Sie die Spannung für ungefähr 7 Sekunden. Umarmen Sie dann die Knie und ziehen Sie sie locker an die Brust.

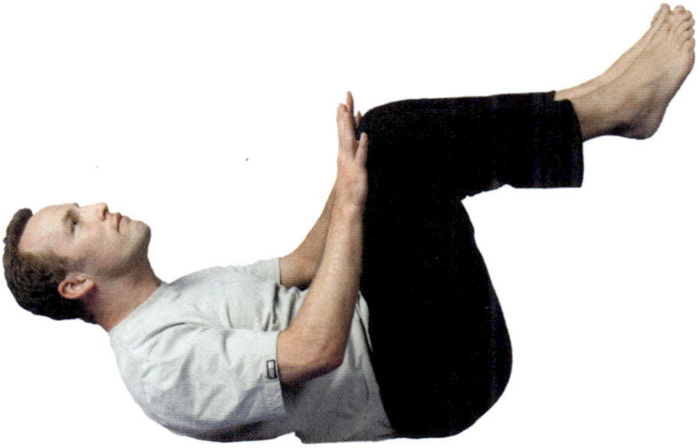

Bei dieser Übung werden untere Bauchmuskulatur und Psoas trainiert (das ist der Muskel, der die untere Wirbelsäule und die Hüften stützt). Es ist gut möglich, dass Ihr Körper dabei leicht vibriert, woran Sie erkennen, dass die Muskeln Ihrer Körpermitte wirklich arbeiten.

Variante: Wenn Ihnen das zu schwerfällt oder sich dabei Ihr Nacken verspannt, ziehen Sie den Kopf nicht an die Brust, sondern lassen ihn am Boden liegen.

8. Legen Sie nun Ihre Beine flach auf den Boden und verschränken Sie die Finger hinter dem Kopf. Bewegen Sie Ihren rechten Ellbogen zum linken Knie, dann den linken Ellbogen zum rechten Knie. Dies abwechselnd ungefähr 14 Sekunden lang in gleichmäßigem Tempo ausführen.

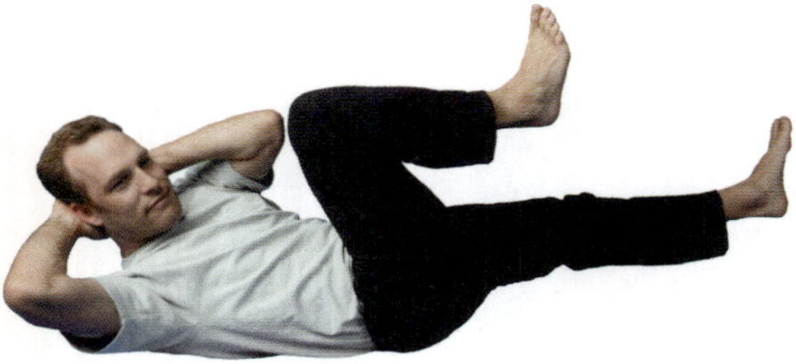

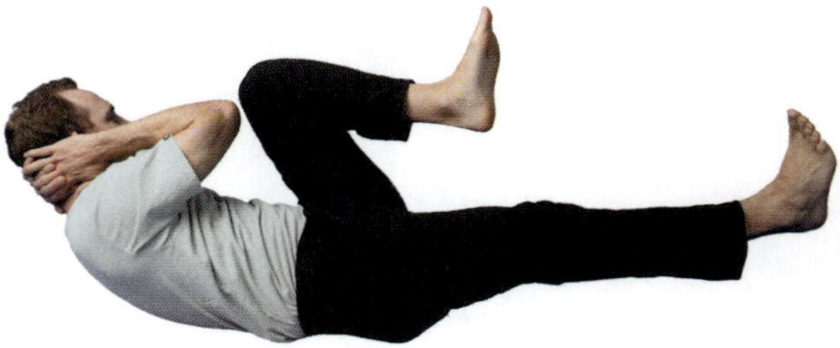

Diese diagonale Bewegung aktiviert die gesamte Bauchmuskulatur. Studien über Bauchübungen haben ergeben, dass diese Übung die Muskeln der Körpermitte besser trainiert als jede andere. Es findet hierbei eine Drehung statt, die mehr Muskeln entlang der Wirbelsäule und mehr von der schrägen Bauchmuskulatur aktiviert.

Variante: Wenn Ihnen das zu schwerfällt oder sich Ihr Nacken verspannt, lassen Sie den Kopf am Boden und fahren Sie stattdessen nur mit den Beinen Fahrrad.

Noch mehr Energie für die Körpermitte – Den Bogen spannen

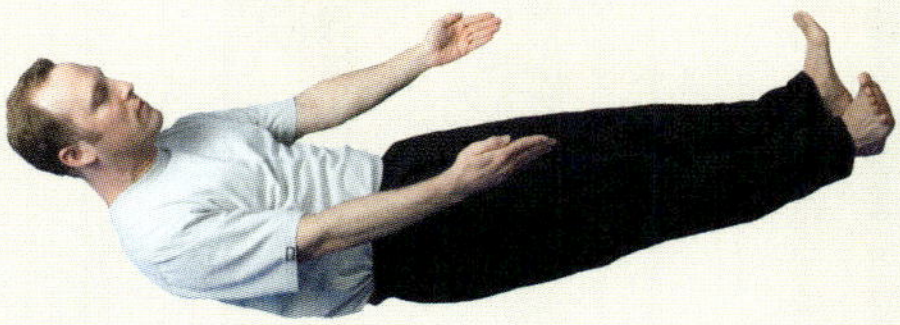

Legen Sie die Arme seitlich neben den Körper. Heben Sie die gestreckten Beine, sodass die Füße etwa 15 Zentimeter über dem Boden sind. Heben Sie gleichzeitig den Oberkörper und strecken Sie die Hände den Füßen entgegen. Diese Position sieben Sekunden halten.

Diese Übung kräftigt den unteren Bauchbereich, das Zentrum Ihres Körpers. Dort befinden sich die geraden und die schrägen Bauchmuskeln und der Psoas (Hüftbeuger). Der Psoas-Muskel ist in Verbindung mit dem unteren Rücken besonders wichtig. Dieser manchmal »Sitz der Seele« genannte Muskel ist für die Stützung der gesamten Körperstruktur entscheidend. Der Psoas läuft von der Lendenwirbelsäule durch die Bauchrückseite in die Hüfte. Viele Rückenbeschwerden sind auf einen schwachen Psoas-Muskel zurückzuführen.

9. Umfassen Sie Ihre Knie mit den Armen und ziehen Sie sie an die Brust.

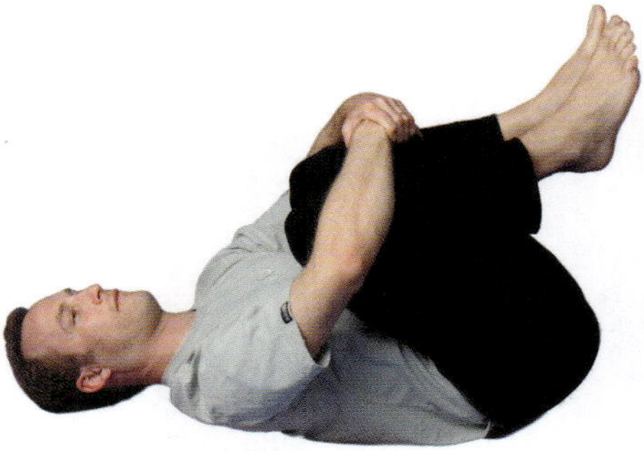

Oberkörper-Bewegungen

Diese Bewegungsfolge kräftigt Schultern, Arme und den oberen Rücken. Außerdem fördert sie die Beweglichkeit der Wirbelsäule. Die Wirbelsäule ist die Kraftquelle für den ganzen Körper. Ein kräftiger Oberkörper nützt wenig, wenn er nicht auf dem Fundament einer starken, biegsamen Wirbelsäule ruht. Diese Übungsfolge enthält Elemente aus dem Sonnengebet des Yoga sowie Krafttraining für Brust, Schultern, Latissimus (großer Rückenmuskel) und den oberen Rücken.

1. Kinderhaltung. Legen Sie sich auf den Bauch. Nehmen Sie die sehr verjüngend wirkende so genannte Kinderhaltung

ein, indem Sie Ihr Gesäß auf den Fersen ablegen. Pressen Sie die ausgestreckten Hände und Arme auf den Boden, um die Hüften nach hinten zu bringen.

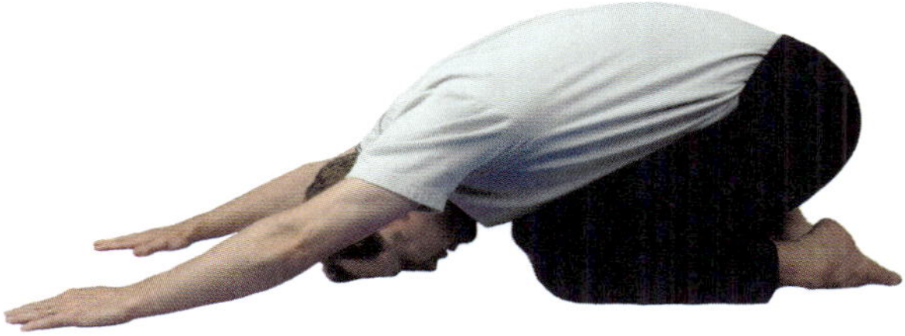

Die Kinderhaltung stimuliert das zentrale Nervensystem, während gleichzeitig Spannungen in der Wirbelsäule abgebaut werden.

2. Kobra. Schieben Sie langsam die Hände vorwärts. Lassen Sie den Oberkörper folgen, die Brust dicht über dem Boden.

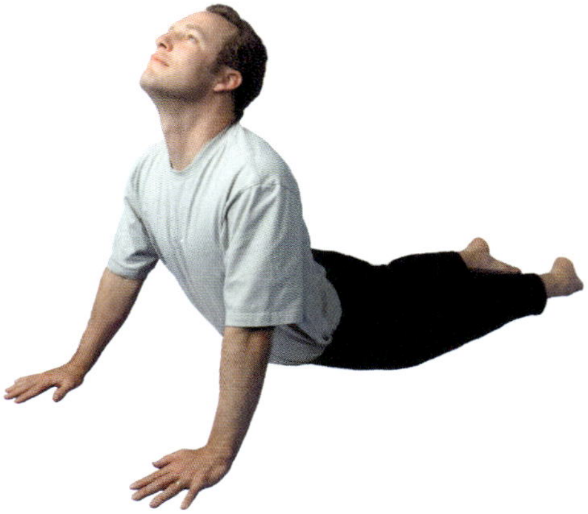

Wenn sich Brust und Schultern zwischen den Händen befinden, drücken Sie sich vorsichtig aufwärts in die Kobra-Haltung. Fühlen Sie, wie Schultern und oberer Rücken sich öffnen und Ihre ganze Wirbelsäule beleben.

<u>Variante:</u> Wenn Sie unter Rückenschmerzen leiden oder diese Haltung sich unangenehm anfühlt, können Sie sich auch nur auf die Ellbogen aufstützen, statt den Oberkörper bis über die Hände vorzuschieben. Denken Sie daran, dass sich alle Bewegungen immer angenehm anfühlen sollen.

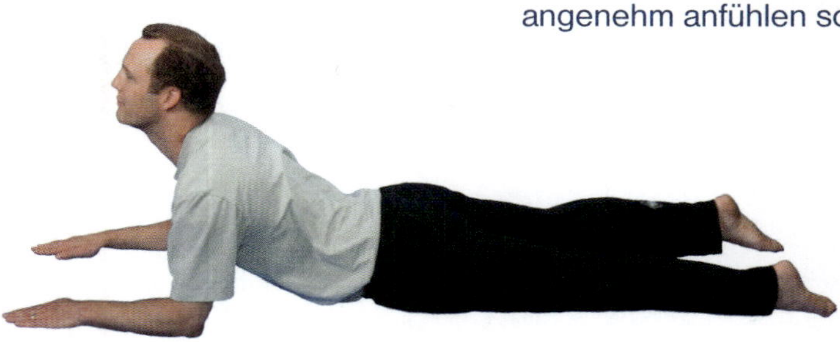

3. Rollen Sie Ihre Wirbelsäule langsam wieder in die Kinderhaltung zurück.

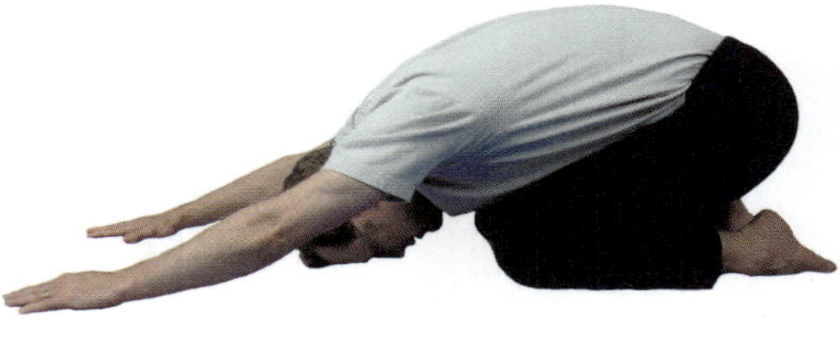

4. Berg. Stemmen Sie sich, auf den Zehen und den gespreizten Fingern, in die Höhe. Diese Haltung nennt man den Berg oder, im Yoga, den »nach unten blickenden Hund«.

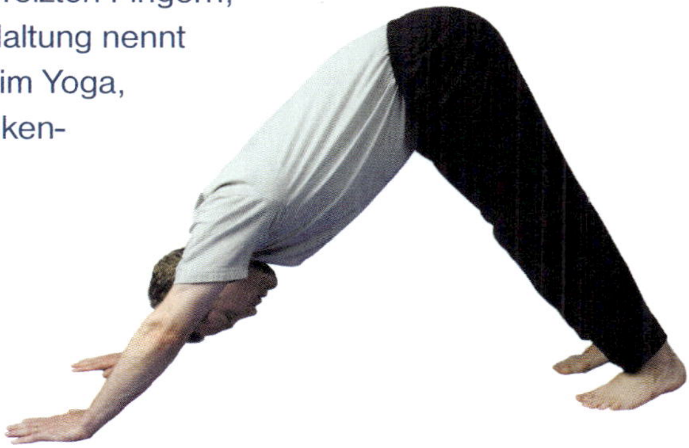

Diese Haltung hat eine günstige Wirkung auf den ganzen Körper. Sie kräftigt nicht nur den Oberkörper, sondern streckt Beine und Rücken und aktiviert die Wirbelsäule.

Variante: Bleiben Sie auf allen vieren, machen Sie einen runden Rücken und ziehen Sie das Kinn an die Brust.

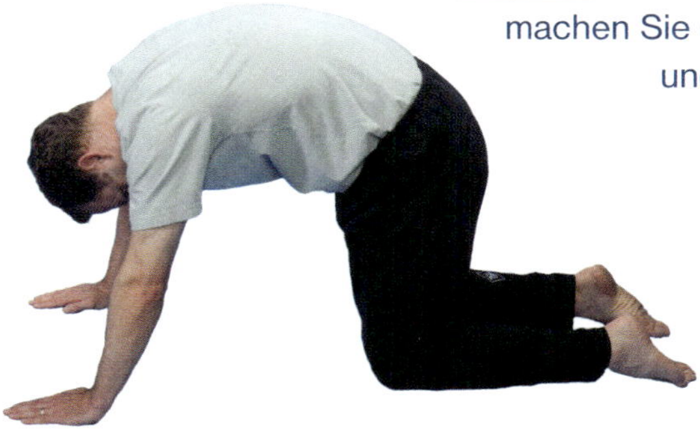

5. Wechseln Sie nun zwischen dem Berg und der Kobra hin und her. Sie können Ihre Atmung mit den Bewegungen synchronisieren. Nehmen Sie beim Einatmen die Berg-Haltung ein. Beim Ausatmen senken Sie die Hüften und stemmen sich zur Kobra hoch. Siebenmal wiederholen.

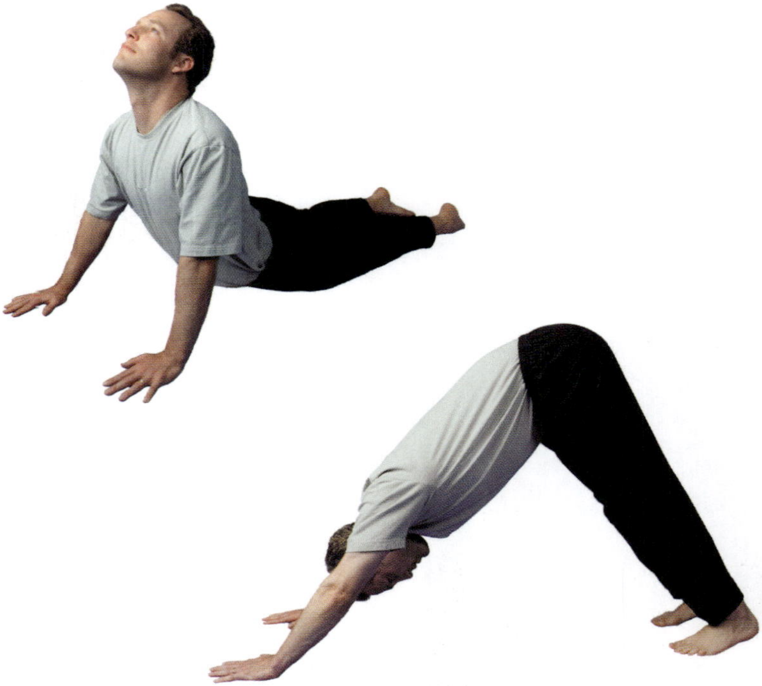

Diese Übung ist auch Bestandteil der Fünf Tibeter und gilt als eine der besten Übungen für ein langes Leben.

Variante: Entweder als Alternative oder als zusätzliche Übung zur Dehnung und Entspannung des Rückens. Bleiben Sie auf allen vieren und bewegen Sie die Wirbelsäule auf und ab.
Erst machen Sie einen runden Rücken und ziehen das Kinn an die Brust. Dann biegen Sie den Rücken abwärts und schauen nach oben. Einatmen, während Sie den Rundrücken machen, ausatmen, während Sie den Rücken senken und aufschauen. So kann der Rücken sanft auf und ab schwingen.

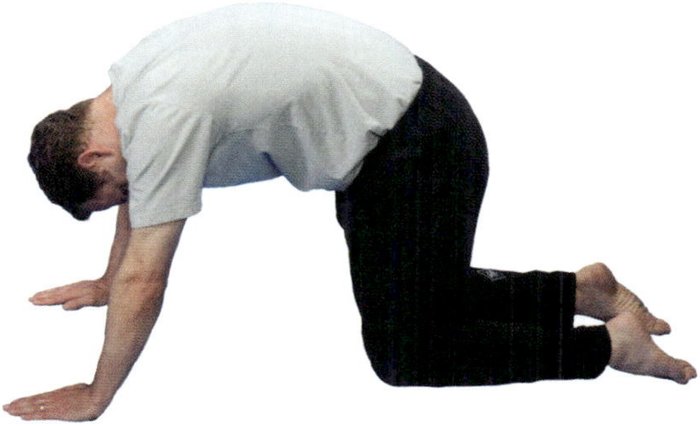

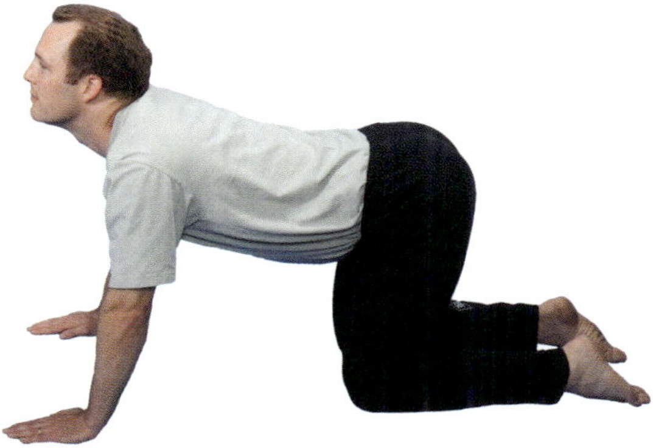

Noch mehr Energie für den Rücken

1. Fliegen. Legen Sie sich mit ausgestreckten Armen auf den Bauch. Heben Sie nun den rechten Arm und das linke Bein vom Boden. Sieben Sekunden halten.

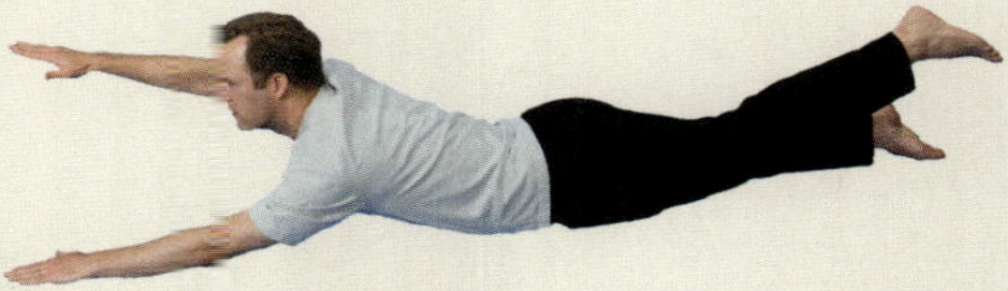

2. Jetzt heben Sie den linken Arm und das rechte Bein vom Boden. Wieder sieben Sekunden halten.

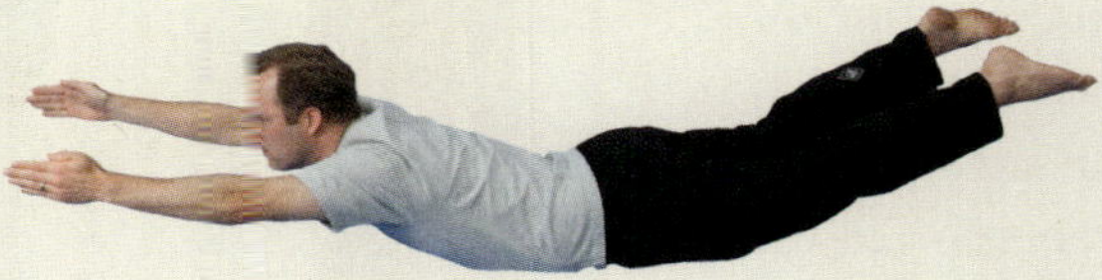

3. Heben Sie nun beide Arme und Beine gleichzeitig vom Boden. Sieben Sekunden halten.

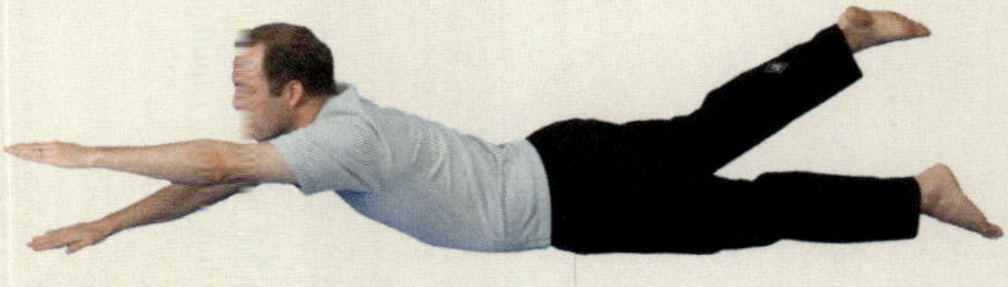

Das gibt Kraft und Energie für den unteren Rücken. Die Lendenwirbelsäule ist für den ganzen Körper von zentraler Bedeutung. Ein kräftiger unterer Rücken ist die Stütze des gesamten Körpers. Diese Übung trägt dazu bei, dass die Muskelspannungen im unteren Rücken gleichmäßig und ausgewogen verteilt werden.

6. Tai-Chi-Liegestützen. Tai-Chi-Bewegungen werden langsam und fließend ausgeführt. Dadurch werden Liegestützen noch anstrengender und der Muskelaufbau beschleunigt sich. Schließen Sie diese Übungsfolge mit sieben langsamen Liegestützen ab. Senken Sie den Körper langsam und stemmen Sie ihn langsam in die Höhe, als würden Sie Tai-Chi üben. Diese langsame und bewusste Bewegung trainiert die Brustmuskeln effektiver.

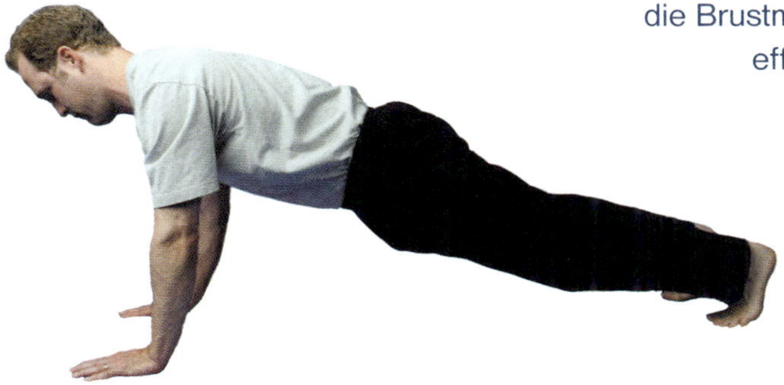

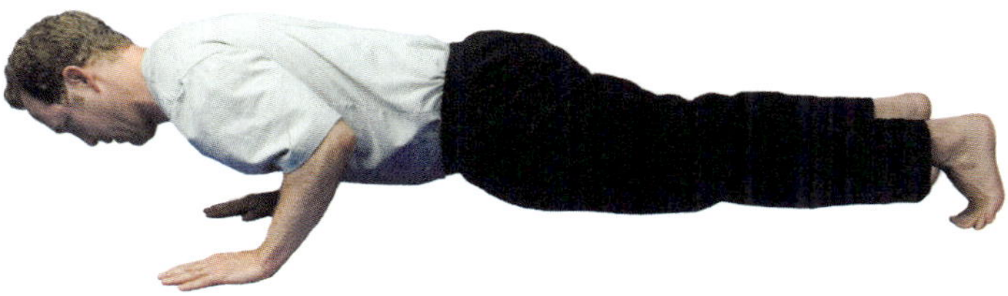

Spüren Sie dabei die Kraft von Armen, Brust und Rücken. Wenn Zeit und Energie es erlauben, können Sie diese und alle anderen Übungen selbstverständlich öfter als siebenmal ausführen.

Variante: Üben Sie die Liegestützen anfangs mit den Knien auf dem Boden und gehen Sie nach ein paar Wochen dazu über, sich nicht mehr mit den Knien aufzustützen.

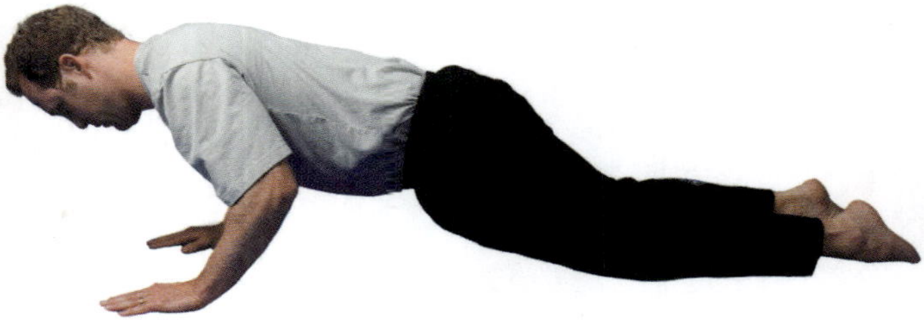

Unterkörper-Bewegungen

Die Unterkörper-Bewegungen stärken die Basis Ihres Körpers. Ein Baum ist immer nur so stark wie seine Wurzeln. Und so entwickelt auch unser Körper seine Kraft von den Beinen aufwärts. Wenn wir Beine und Unterkörper trainieren, fördert das den Stoffwechsel, Fett wird verbrannt und unser Fundament wird stabiler.

1. Vorwärtsbeuge. Stehen Sie auf und stellen Sie die Füße parallel. Beugen Sie sich in der Hüfte vor und lassen Sie mit leicht gebeugten Knien den Oberkörper herabhängen, wobei die Arme locker zu den Füßen herabbaumeln.

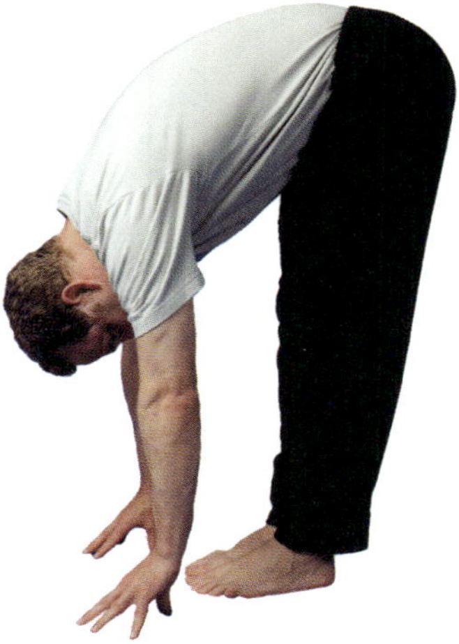

Spüren Sie, wie dabei die Kniesehnen gedehnt werden und Ihr unterer Rücken sich öffnet. Nehmen Sie sich einen Moment Zeit, um Nacken und Schultern zu entspannen.

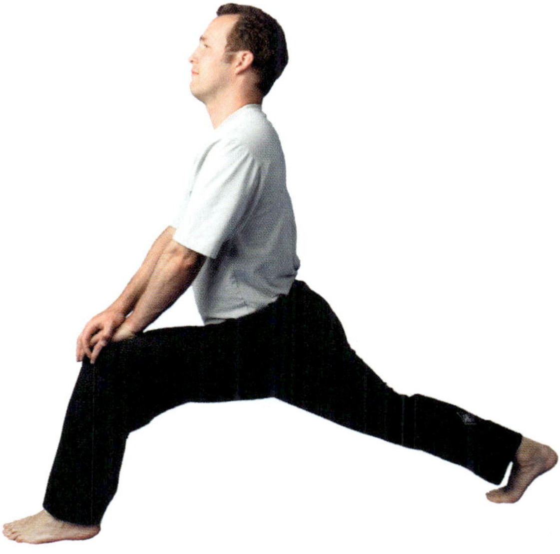

2. Sprunghaltung. Bringen Sie Ihre Hände auf den Boden, indem Sie in die Knie gehen. Strecken Sie jetzt das rechte Bein nach hinten. Behalten Sie dabei die Handflächen auf dem Boden oder, wenn sich das angenehm anfühlt, stützen Sie sie auf das vordere Knie.

Diese Haltung kräftigt nicht nur die Beine, sondern öffnet auch die Hüften, ist wohltuend und stärkend für den unteren Rücken und dehnt die Kniesehnen.

Noch mehr Energie für die Beine

1. Sprung-Power. Strecken Sie Ihr rechtes Bein rückwärts in die Sprunghaltung. Setzen Sie den rechten Fuß mit der ganzen Sohle auf. Beugen Sie das linke Knie und halten Sie es dabei genau über dem Fußknöchel, sodass Sie die Zehen sehen können, wenn Sie nach unten schauen. Spüren Sie die Kraft Ihres linken Beines.

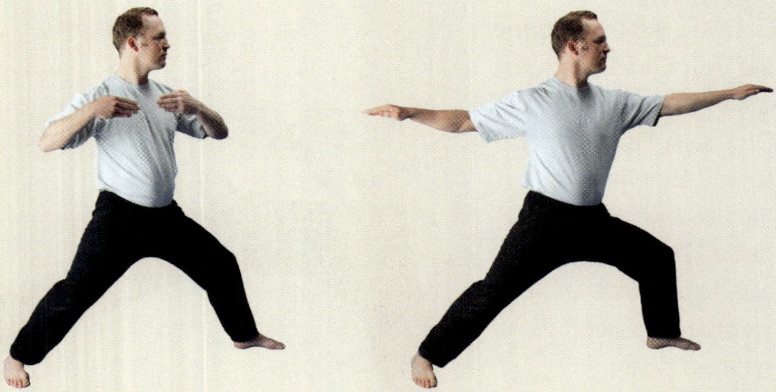

2. Bewegen Sie nun in einer langsamen, pumpenden Bewegung das linke Bein auf und ab, indem Sie es durchstrecken und dann das Knie wieder über den Fußknöchel bringen.

3. Diese pumpende Bewegung siebenmal ausführen.

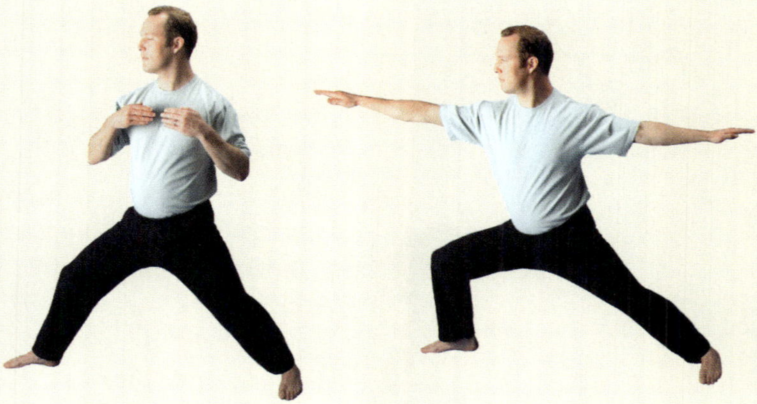

Sprunghaltung und Pumpbewegung fördern Kraft und Beweglichkeit der Beine und aktivieren die großen Muskelgruppen. Damit kann man wunderbar den Stoffwechsel anregen und den Muskeltonus verbessern.

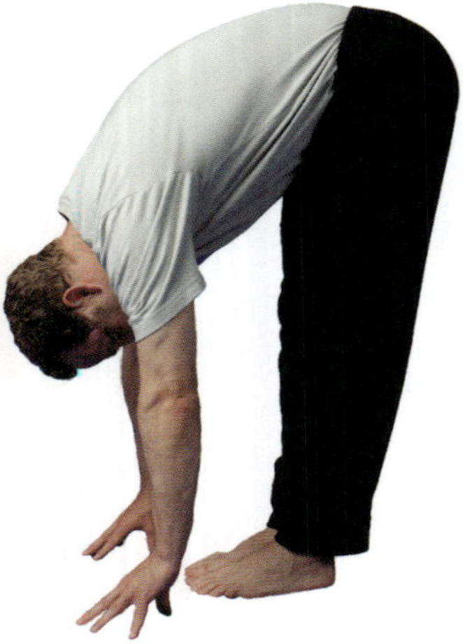

3. Stellen Sie nun die Füße wieder nebeneinander und kehren Sie in die Vorwärtsbeuge zurück.

4. Beugen Sie erneut die Knie und strecken Sie das linke Bein nach hinten, sodass Sie die dehnende, kräftigende Sprunghaltung nun auf der anderen Seite einnehmen. Stützen Sie beide Hände auf das vordere Knie.

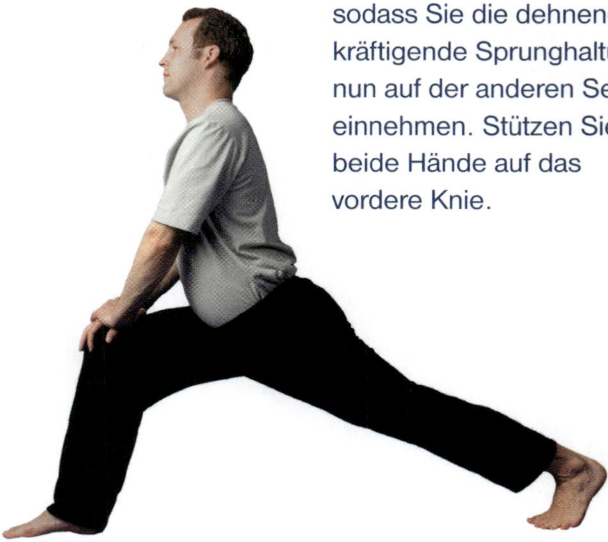

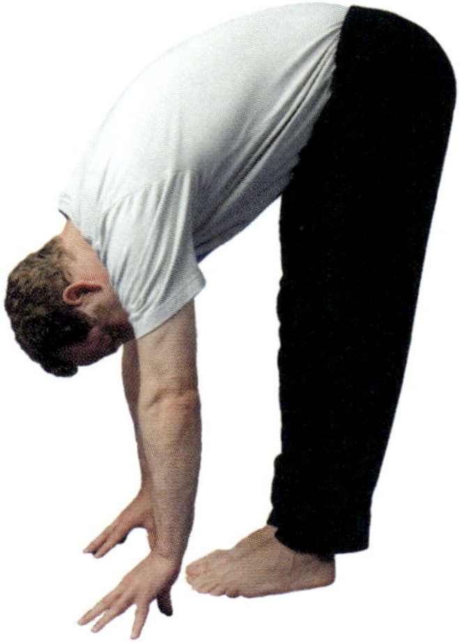

5. Stellen Sie die Füße wieder nebeneinander und beugen Sie sich aus der Hüfte vor.

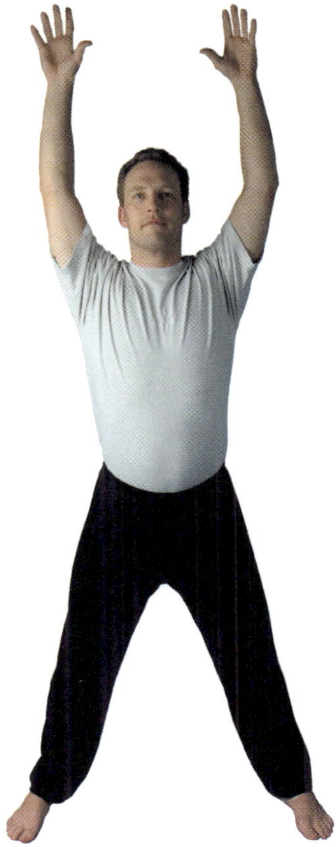

6. Richten Sie sich mit einer langsamen, rollenden Bewegung auf in den normalen Stand.

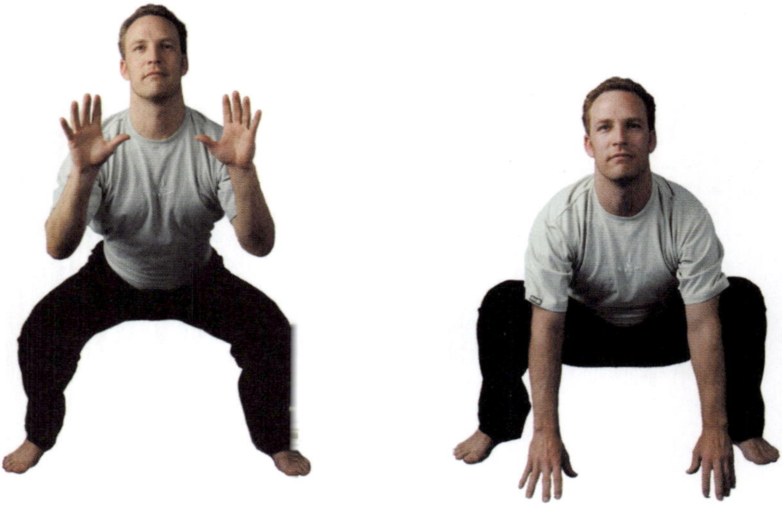

7. Tiger. Gehen Sie in einen schulterbreiten Stand. Nehmen Sie die Hände über den Kopf und gehen Sie in die Hocke, indem Sie die Knie beugen. Führen Sie dabei die Hände vor dem Körper nach unten. Siebenmal wiederholen.

Wenn Sie Kniebeschwerden haben, wandeln Sie die Übung so ab, dass Sie sich in der Taille vorbeugen und die Knie nur leicht anwinkeln.

Ganzkörper-Bewegungen

Durch diese Bewegungsfolge werden alle größeren Muskeln in Rücken, Hüften, Beinen und Unterbauch gedehnt. Wenn Sie täglich nur eine einzige Dehnübung trainieren könnten oder wollten, wäre das die Übung der Wahl.

1. Stellen Sie sich breitbeinig hin, die Füße etwas mehr als schulterbreit auseinander. Umfassen Sie einen Handrücken mit der anderen Hand, heben Sie beide Hände über den Kopf und strecken Sie sich nach oben. Drücken Sie dabei die Hüften leicht nach vorne. Spüren Sie, wie dadurch die Vorderseite des Körpers, Brust, Bauch und Hüften, geweitet wird.

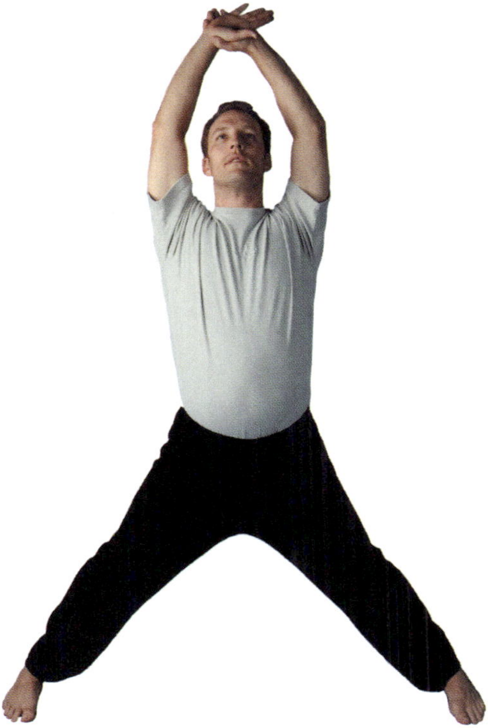

2. Führen Sie mit gestrecktem Rücken die Arme vor dem Körper zum Boden. Atmen Sie tief und spüren Sie die Dehnung an der Rückseite der Beine.

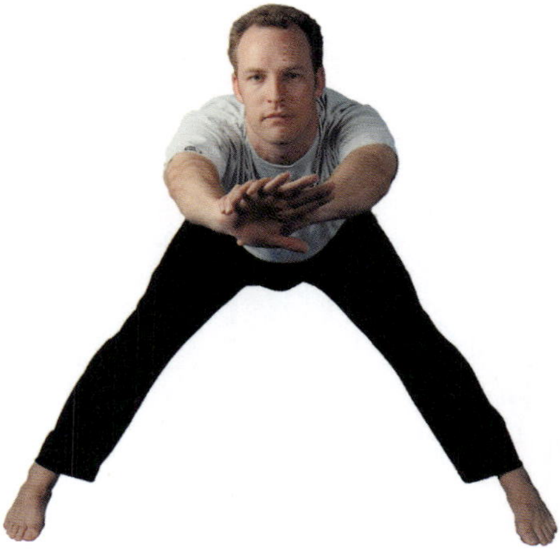

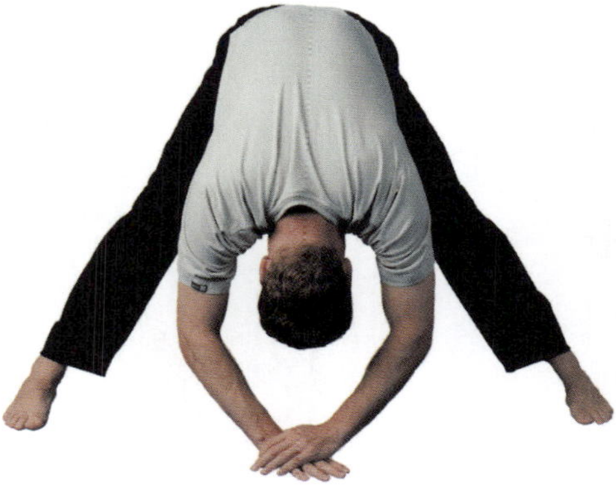

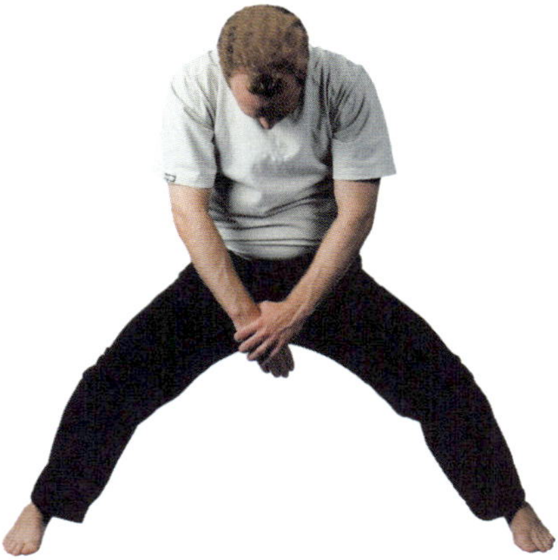

3. Rollen Sie mit leicht gebeugten Knien den Rücken nach oben und nehmen Sie die Hände wieder über den Kopf. Drücken Sie die Hüften leicht nach vorne zur Öffnung der Körpervorderseite.

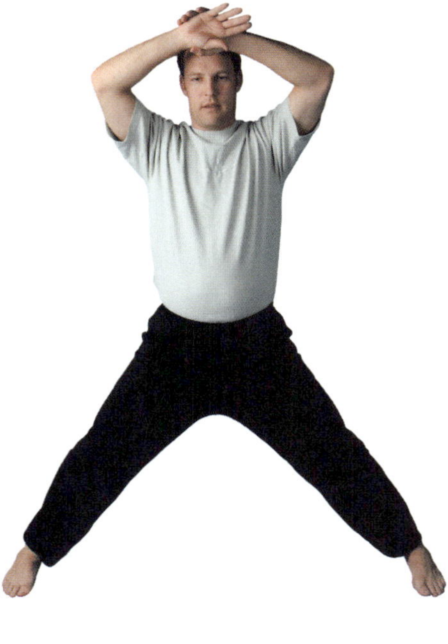

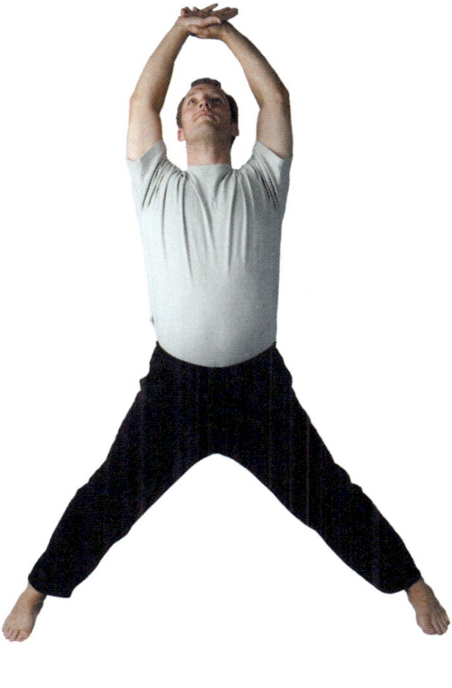

4. Beugen Sie sich erneut mit gestrecktem Rücken nach vorne. Führen Sie diese Streck- und Beugeübung siebenmal aus: erst nach oben strecken, dann nach vorne und unten beugen.

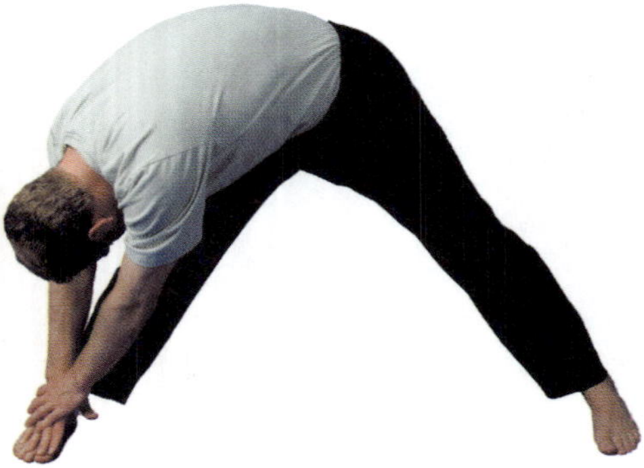

5. Nun beugen Sie sich vor und strecken sich zur rechten Seite, wobei Sie Ihren Kopf in Richtung des rechten Knies bewegen.

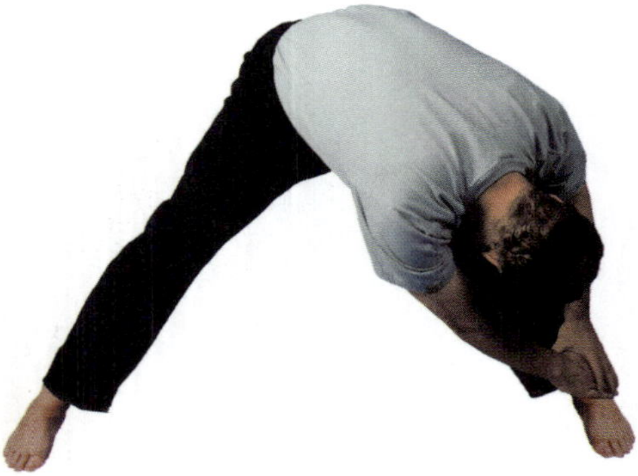

6. Führen Sie diese Bewegung nach links aus. Den Kopf zum linken Knie bewegen.

7. Kehren Sie in die Mitte zurück und richten Sie rollend den Rücken auf.

Energie-Übung

Diese Übung stammt aus der uralten chinesischen Übungslehre des Qigong, aus der das Tai-Chi hervorging. Die erste Bewegung aktiviert die Energie im unteren Rücken, den Nieren und Nebennieren. Diese Übung ist wie ein »Energie-Cappuccino«, der die Nebennieren auf natürliche Weise aufweckt. Chi wird als Lebenskraft oder innere Vitalität beschrieben. Das Ziel dieser Übung besteht darin, diese innere Vitalität aufzuwecken und die Energie zu pflegen und zu verfeinern. Dies geschieht durch Stimulation wichtiger Akupressurpunkte und Anregung des inneren Energiekreislaufs mit Hilfe einiger elementarer Bewegungen.

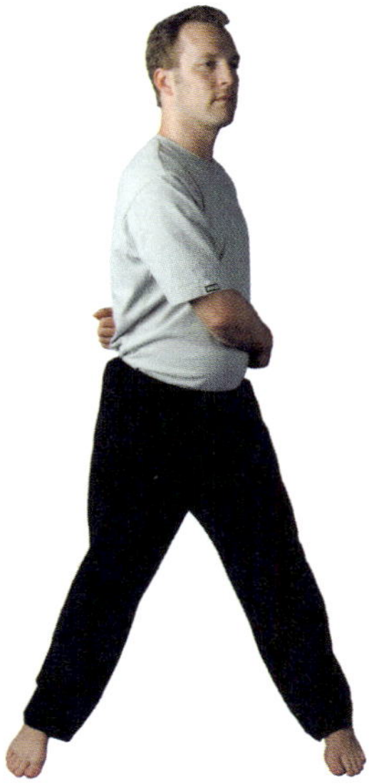

1. An die Tür des Lebens klopfen. Stellen Sie die Füße schulterbreit. Drehen Sie langsam Hüfte und Taille, wobei Schultern, Arme und oberer Rücken entspannt bleiben. Lassen Sie die Arme locker mit der Bewegung aus der Körpermitte mitschwingen, sodass sie leicht gegen den unteren Rücken und über den Bauch klopfen.

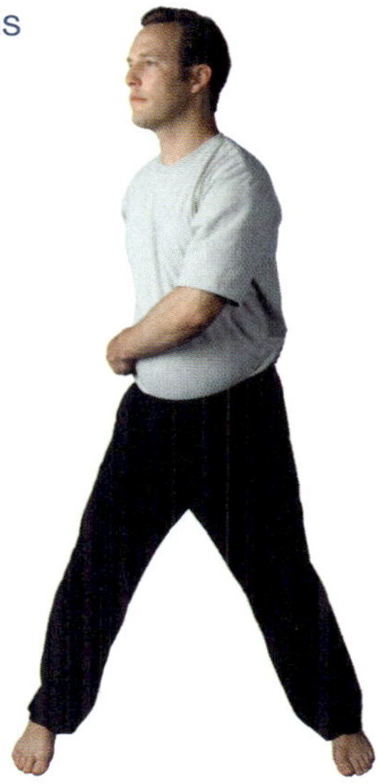

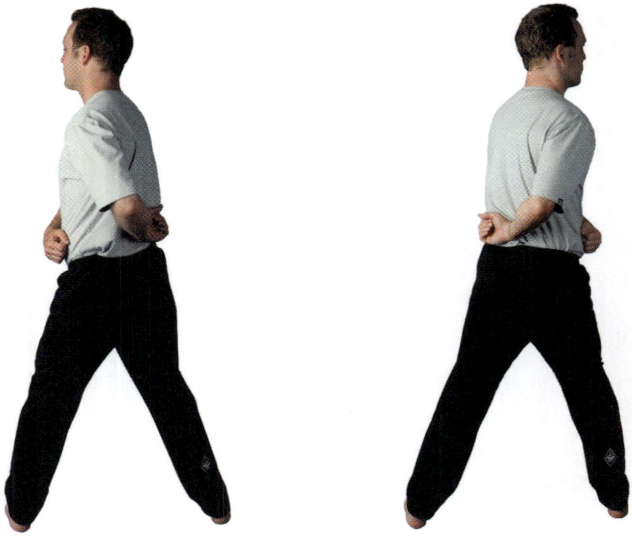

Dadurch wird ein Akupressurpunkt namens »Tor des Lebens« aktiviert, der sich gleich hinter dem Bauchnabel über der Wirbelsäule befindet. Dieser Punkt fördert die allgemeine Vitalität und energetisiert des zentrale Nervensystem.

2. Drehbewegung siebenmal in beide Richtungen ausführen.

3. Lassen Sie die Bewegung dann langsam auspendeln, sodass die Arme wieder neben dem Körper zur Ruhe kommen.

4. Chi (Energie)-Massage. Beginnen Sie, indem Sie mit lockeren Fäusten Ihren unteren Rücken abklopfen. Beginnen Sie so weit oben, wie es Ihnen angenehm möglich ist, und klopfen Sie dann hinunter bis zum Steißbein.

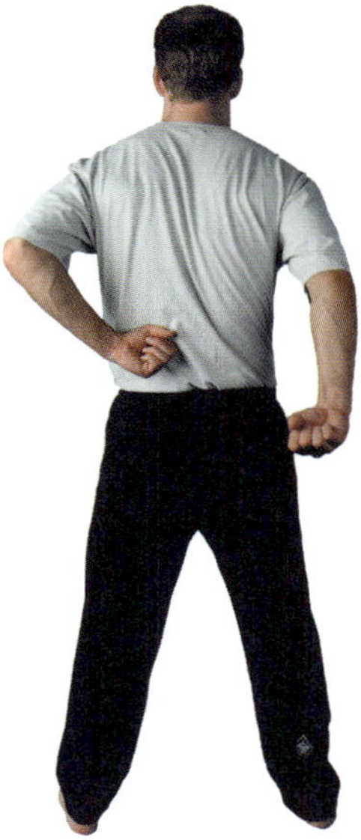

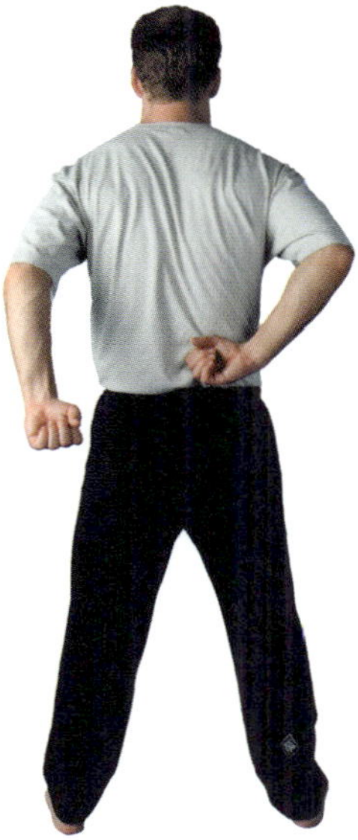

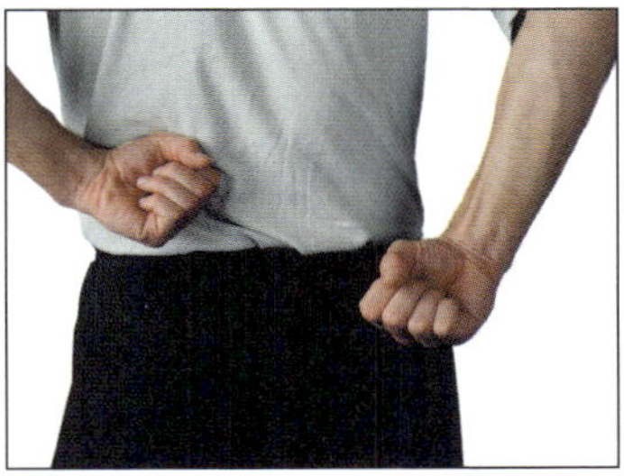

Das trägt zum Aufwecken der Nebennieren bei, stimuliert das »Tor des Lebens«, energetisiert die Nieren und fördert die Durchblutung des unteren Rückens.

5. Klopfen Sie nun mit den Handflächen von oben nach unten die Außenseiten der Beine ab.

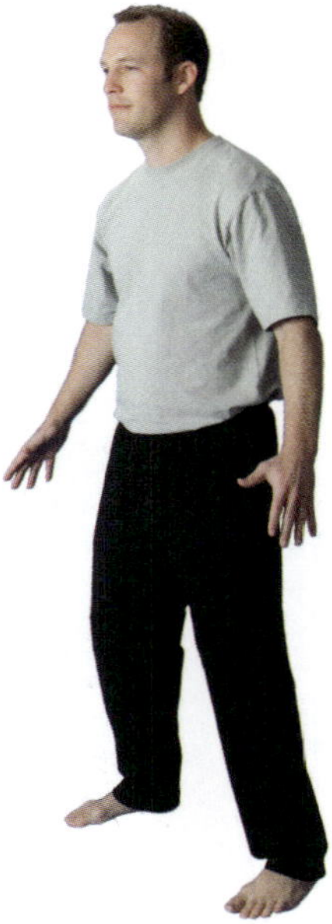

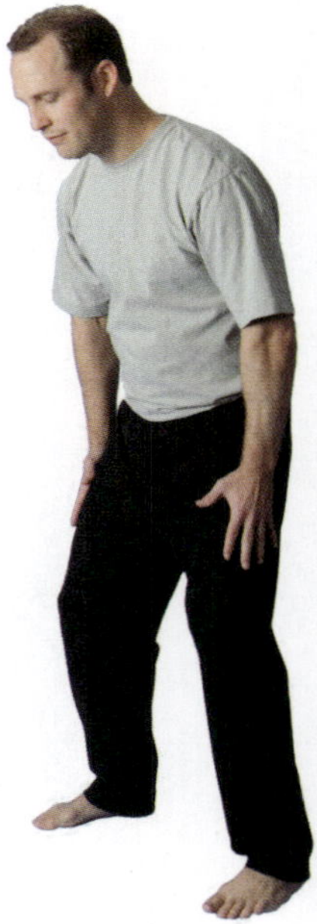

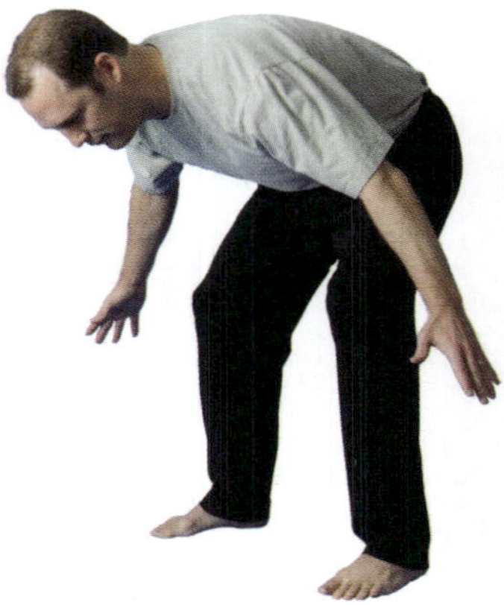

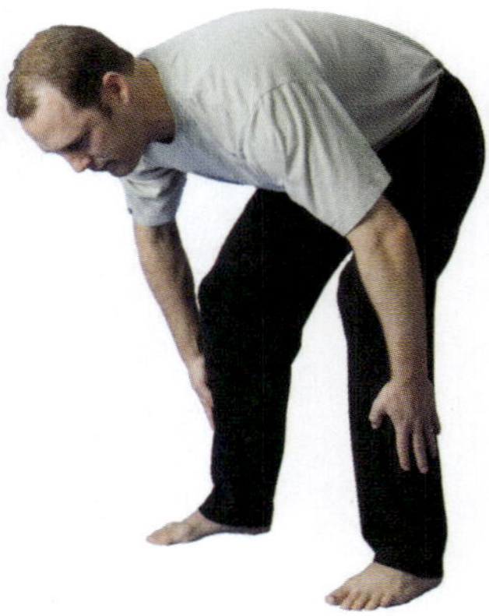

Das leitet Energie durch die Hauptenergiebahnen Ihres Körpers. Klopfen Sie bis hinunter zu den Fußaußenseiten.

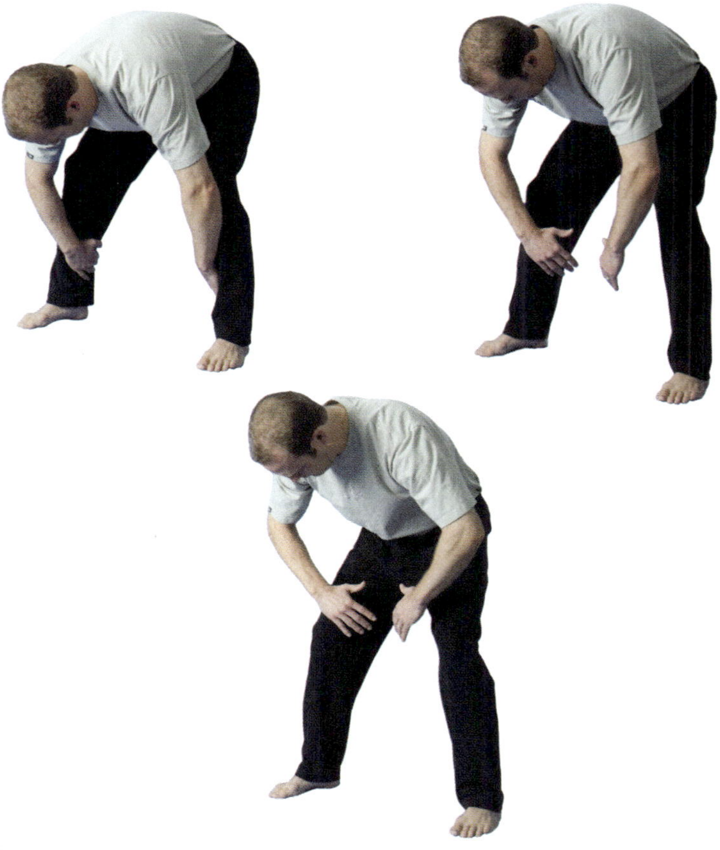

6. Klopfen Sie an den Innenseiten der Beine wieder nach oben, wodurch die Energiebahnen dort aktiviert werden. Wenn Sie an den Hüften angelangt sind, klopfen Sie von dort sanft weiter über den Bauch bis auf die Brust.

7. Beklopfen Sie mit lockeren Fäusten das Brustbein und die Brustmitte.

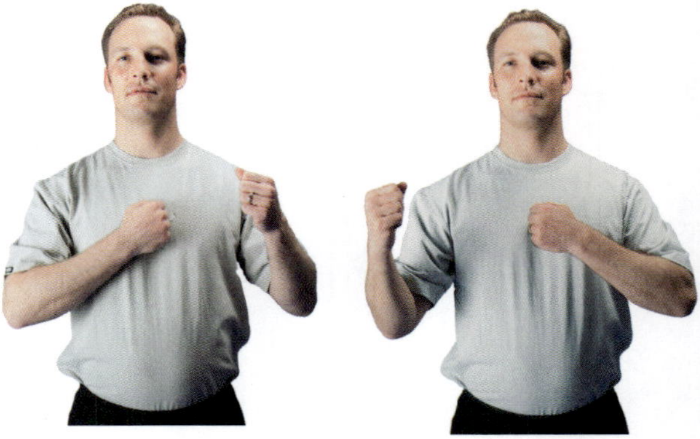

Hierdurch werden Lungen, Herz und Thymusdrüse stimuliert. Die Stimulation des Thymus soll verjüngend wirken und den Alterungsprozess verlangsamen.

8. Öffnen Sie die Fäuste und klopfen Sie mit der linken Hand an der Innenseite des rechten Armes entlang, vom Oberarm bis zur Hand.

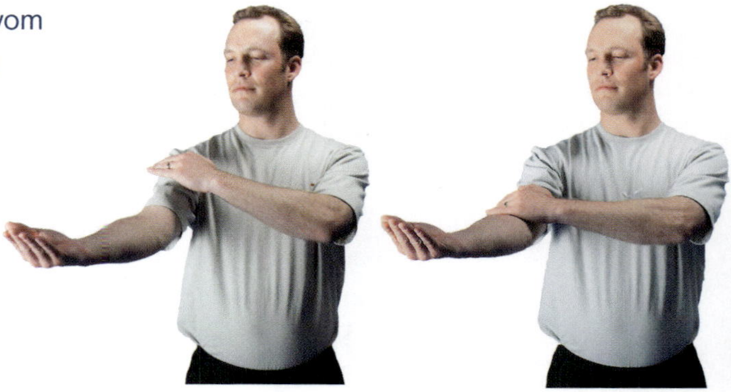

9. Von der Hand klopfen Sie an der
Außenseite des Armes entlang
über Schulter und Nacken wieder bis zur Brust.

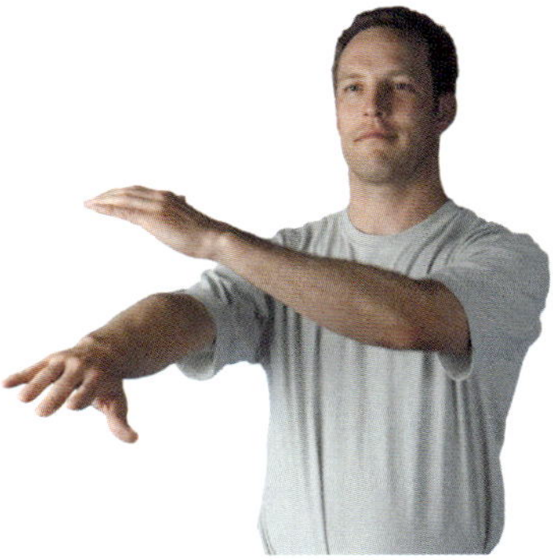

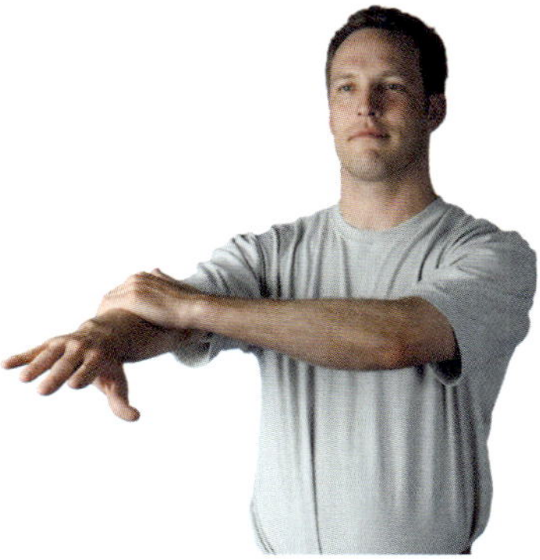

10. Nun mit der rechten Hand
den linken Arm abklopfen.

11. Zum Abschluss noch einmal
mit beiden Händen das Brustbein abklopfen.

12. Schütteln. Arme seitlich vom Körper hängen lassen und Handgelenke und Arme ausschütteln.

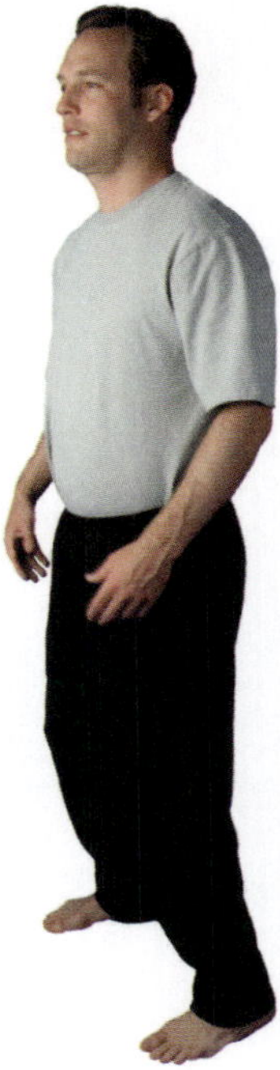

Beziehen Sie Ellbogen und Schultergelenke in das Schütteln mit ein. Denken Sie an Rekordschwimmer bei der Olympiade, die vor dem Wettkampf ihre Arme lockern. Athleten tun das intuitiv, um Spannung abzubauen und Energie zu tanken.

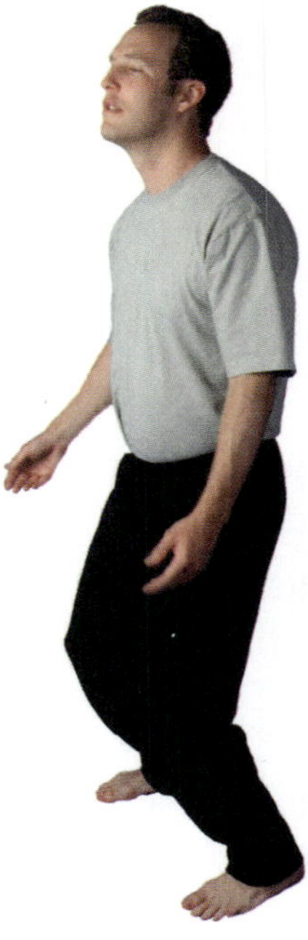

13. Federn Sie leicht auf den Fersen und schütteln Sie so den ganzen Körper sanft.

Spüren Sie, wie die Wirbelsäule sich weitet und Kopf, Nacken und Schultern sich entspannen. Lockern Sie alle Bereiche, die bei Ihnen chronisch verspannt sind.

14. Lassen Sie die Bewegung langsam ausklingen.

Spüren Sie, wie die Energie in Armen, Händen, Rücken, Beinen und Füßen kribbelt. Fühlen Sie den Chi-Fluss!

Atem-Übung

Diese Übung kräftigt die Lunge. Ihr Körper wird darauf trainiert, während des ganzen Tages tiefer zu atmen. So nehmen Sie bei jedem Atemzug mehr Sauerstoff auf, was Vitalität und Energie Ihres Körpers erhöht. Die Qualität und Tiefe der Atmung ist entscheidend für unsere Gesundheit. Der Atem ist zudem der Schlüssel zu Stressabbau und einem ausgeglichenen Gefühlsleben. Unser Atem zeigt immer an, wie wir uns gerade fühlen. Wenn jemand traurig ist oder weint, kommt der Atem stoßweise und keuchend. Wenn wir unter Stress stehen, wird die Atmung flach und konzentriert sich oben in der Brust. Wenn wir uns gut fühlen, wird die Atmung tiefer, ruhiger und langsamer. In allen Meditationstraditionen benutzt man den Atem, um den Geist zu beruhigen. Denken Sie sich die nächste Übung als Bewegungsmeditation, die Ihrem Körper kostbare Energie schenkt, Stress abbaut und Ihren Geist ruhig werden lässt.

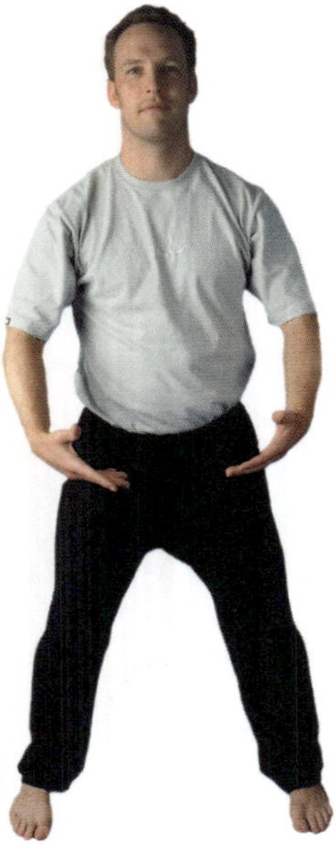

1. Den Himmel stützen. Stehen Sie mit den Füßen in schulterbreitem Abstand und halten Sie die Hände mit den Handflächen nach oben vor dem Unterbauch.

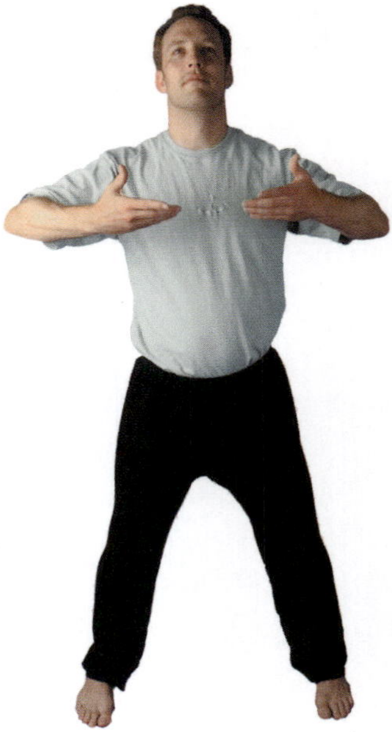

2. Heben Sie beim Einatmen langsam die Arme, wobei die Handflächen sich der Brust zuwenden, und lassen Sie die Arme bis über den Kopf wandern. Drehen Sie die Handflächen nach oben zum Himmel.

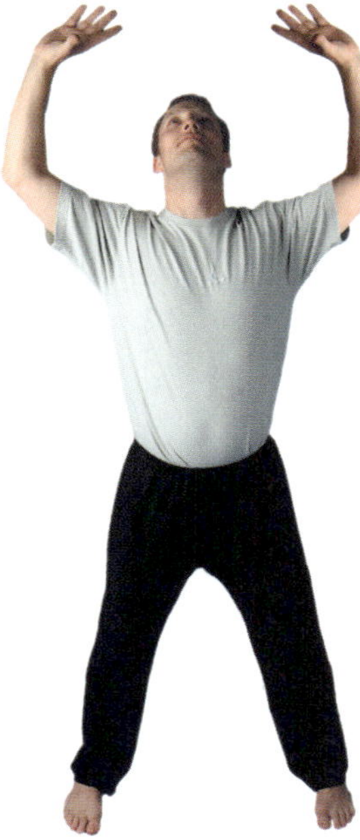

3. Lassen Sie beim Ausatmen die Arme in die Ausgangshaltung sinken, wobei die Handflächen erst zur Brust, dann vor dem Bauch nach oben gedreht werden.

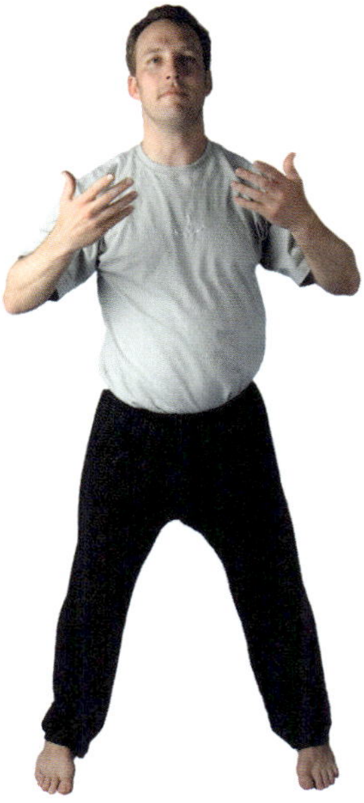

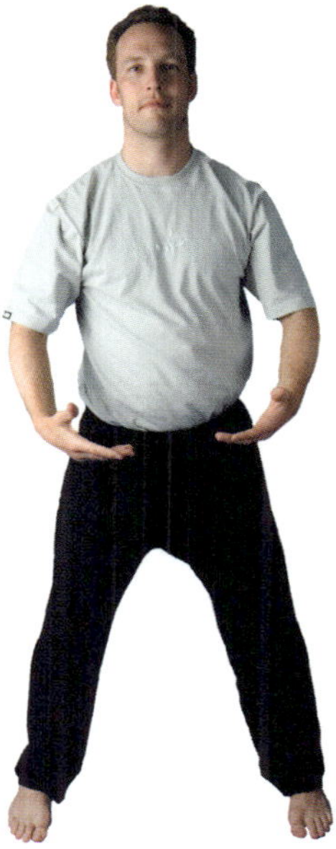

4. Wiederholen. Beim Einatmen die Arme nach oben schweben lassen. Machen Sie in der obersten Position am Ende des Einatmens eine kleine Pause.

Wenn der Atem still wird, beruhigt sich der Geist.

5. Beim Ausatmen die Arme sanft sinken lassen. In der untersten Position machen Sie eine kleine Atempause.

6. Wenn die Atmung innehält, sollten Sie auch Ihren Geist klar und ruhig werden lassen.

7. Dieses Steigen- und Sinkenlassen der Arme im Atemrhythmus siebenmal ausführen.

■ Noch mehr Energie aktivieren

1. Zentrieren. Stellen Sie die Füße nebeneinander. Stehen Sie aufrecht, mit leicht zur Decke gestrecktem Kopf.

2. Halten Sie die linke Hand vor Ihren Unterbauch, mit der Handfläche nach oben. Während Sie tief einatmen, beschreiben Sie mit der rechten Hand eine Kreisbewegung an der Hüfte vorbei nach hinten und dann seitlich hinter dem Körper nach oben.

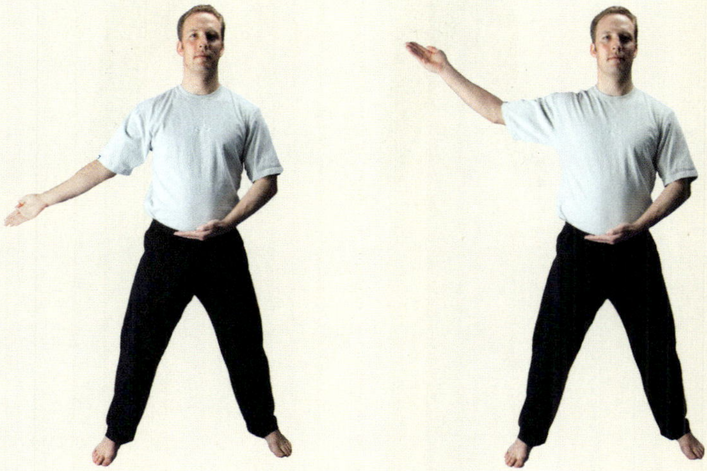

3. Beim Ausatmen führen Sie die rechte Hand vor der Mittellinie des Körpers hinab zum Unterbauch.

4. Nun führen Sie beim Einatmen die Kreisbewegung nach hinten und oben mit der linken Hand aus.

5. Beim Ausatmen führen Sie die linke Hand vor der Mittellinie des Körpers hinunter.

6. Bewegung abwechselnd auf jeder Seite dreimal ausführen.

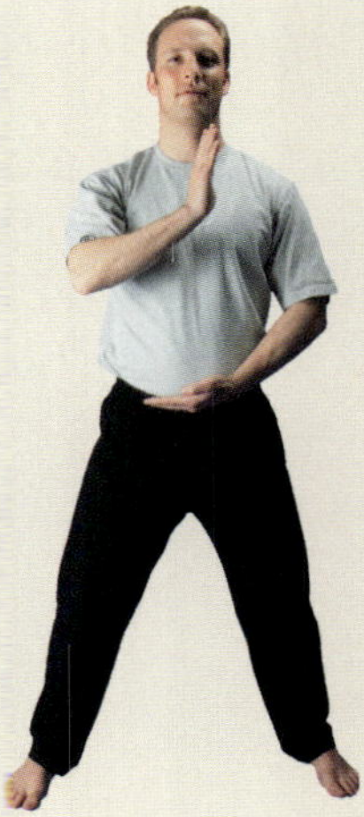

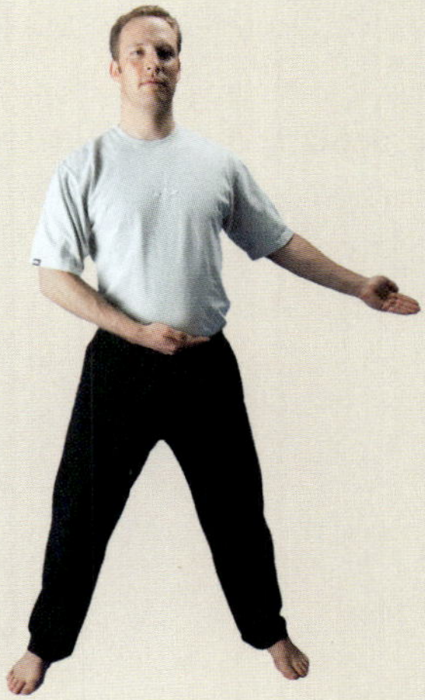

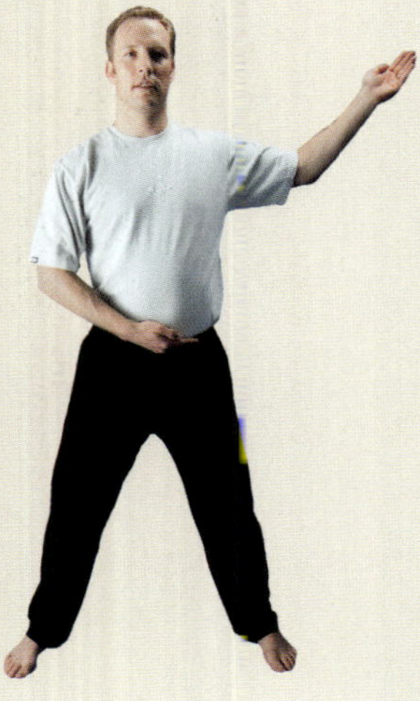

Das Zentrieren ist eine Energieübung, um Geist und Körper in Einklang zu bringen. Im Alltag widmen wir Beruf, Familie und Freunden – den Anforderungen des Lebens – viel Energie. Mit Hilfe des Zentrierens können wir unsere Batterien wieder aufladen. Wir verankern uns in der Gegenwart und erneuern und beleben unser Körper-Geist-System.

Geist-Übung

Dass wir unsere Absichten für den neuen Tag festlegen, ist vermutlich die wichtigste geistige Übung. Wir alle haben schon gehört, wie mächtig der Geist ist, aber nur selten nutzen wir sein wahres Potenzial. Ob es uns gelingt, den Tag und unser ganzes Leben nach unseren Wünschen zu gestalten, hängt von unserer Bewusstheit ab. Flexibilität ist so wichtig wie klar definierte Ziele, denn oft setzt das Leben uns unerwarteten Stürmen aus. Durch diese Übung lernen wir, entschlossen unsere Ziele zu verfolgen und uns gleichzeitig harmonisch an die ständigen Veränderungen des Lebens anzupassen.

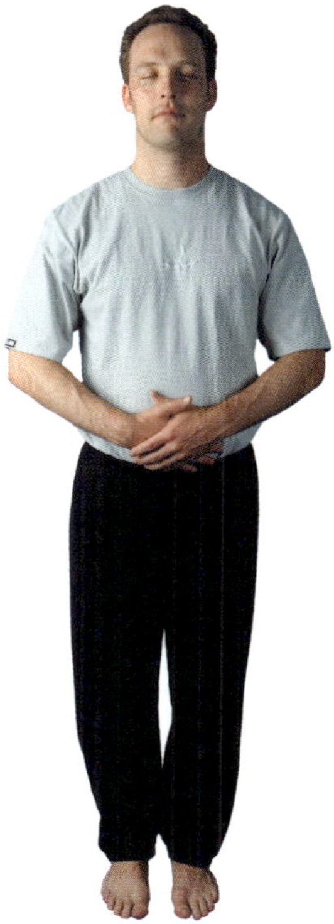

1. Bambus im Wind. Stellen Sie die Füße dicht nebeneinander und legen Sie die Hände auf den Unterbauch.

2. Atmen Sie ein paar Mal tief in den Bauch.

3. Entspannen Sie Ihre Beine. Spüren Sie, wie Ihr Körper elastisch wird wie ein Bambus im Wind. Schwingen Sie sanft vor und zurück und nach links und rechts.

4. Fühlen Sie sich wie der Bambus fest in der Erde verwurzelt, während Ihr Geist und Ihr Körper beweglich und flexibel sind.

5. Nehmen Sie sich 30 Sekunden Zeit, um den von Ihnen gewünschten Tagesablauf zu visualisieren. Wie möchten Sie sich heute fühlen?

6. Beschließen Sie aus dieser inneren Stärke und Flexibilität heraus, dass dies ein wunderbarer und lohnender Tag werden wird.

7 MINUTEN AM ABEND

Die Abendübungen helfen, sich auf die natürlichen Rhythmen der Nacht einzustimmen. Dass wir uns von den Belastungen und Herausforderungen des Tages lösen, ist für einen klaren Geist und gesunden Körper enorm wichtig. Stress schadet uns, wenn wir uns nicht von ihm freimachen können und ihn Tag für Tag mit uns herumschleppen. Denken Sie an den Frieden und die Ruhe eines Sonnenuntergangs am Meer, wenn der Tag harmonisch in die Nacht übergeht. Das ist die energetische Qualität, die wir mit unserer Abendroutine kultivieren wollen.

Die Abendübungen befreien uns von Stress und Nervosität, kultivieren beruhigende und entspannende Energien und bereiten Geist und Körper auf den Schlaf vor. In der ganzheitlichen Medizin wird stets betont, wie wichtig es ist, dass wir nicht mit negativer emotionaler Energie und angespanntem Körper oder Geist zu Bett gehen. Diese Übungen wurden speziell dafür entwickelt, Anspannung abzubauen, sodass Sie innerlich ruhig werden und sich erholen können.

Den meisten von uns ist nicht bewusst, dass wir zum Schlafen Energie benötigen. Diese Energie ist von anderer Qualität als jene am Morgen. Der Schlafvorgang ist sehr komplex. Der Geist verarbeitet die Gedanken des Tages und reinigt mit Hilfe der Träume unsere emotionale Energie. Der Körper reinigt und entgiftet sich und repariert Zellschäden. Das alles erfordert eine Menge Energie. Ohne Energie können Sie viele dieser wichtigen Schlafaktivitäten nicht ausführen. Die Abendübungen werden Ihnen zu der entspannten Energie verhelfen, die Sie benötigen, um abzuschalten und sich in der Nacht wirklich zu erholen.

Wirbelsäulen-Übung

Dies ist eine großartige Übung, um den Rücken von Spannungen zu befreien. Sie belebt das Rückenmark und regt das Fließen der Rückenmarksflüssigkeit an, was den Rücken beweglich und elastisch macht. Das Rückenmark ist entscheidend wichtig, um uns von körperlichem und seelischem Stress zu befreien. Die mentale Anspannung benötigt ein Ventil. Indem wir die Bewegungen der Wirbelsäule mit der tiefen Atmung synchronisieren, wird mentaler Stress über das Nervensystem aus dem Körper geleitet.

1. Rückenmarks-Atmung. Heben Sie die Hände vor dem Körper bis über die Schultern an. Biegen Sie den Rücken nach hinten und schauen Sie nach oben.

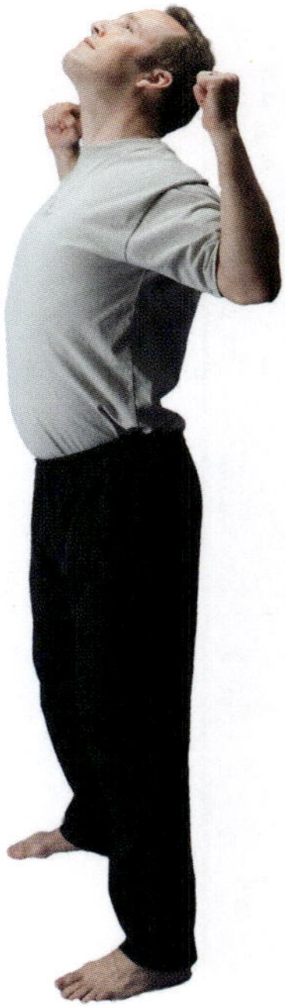

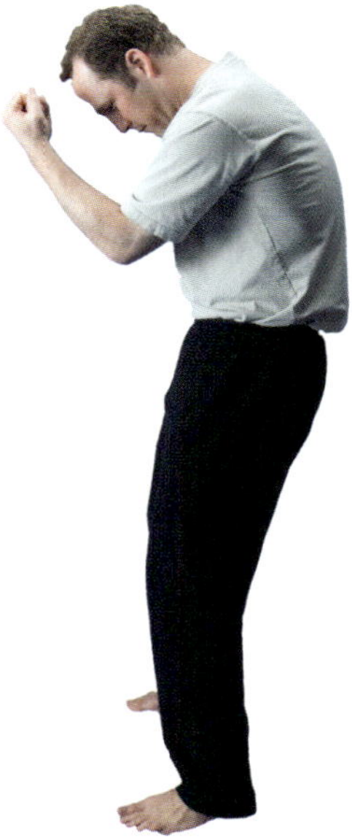

2. Machen Sie nun einen Rundrücken und ziehen Sie das Steißbein ein. Damit sich das Steißbein besser einrollen lässt, können Sie die Pobacken zusammenkneifen.

3. Atmen Sie ein, während Sie die Brust öffnen und nach oben schauen.

4. Atmen Sie aus, während Sie einen Rundrücken machen und das Steißbein einziehen.

5. Führen Sie abwechselnd die beiden Bewegungen aus und spüren Sie, wie sich alle Wirbel bewegen und Spannung durch das Zentralnervensystem ausgeleitet wird.

Übung für Rücken und Nacken

Durch diese Übung werden Verspannungen der Muskeln von Nacken und Schultern abgebaut. Während des Tages entwickeln wir Verspannungen in diesem Teil des Körpers. Wenn wir viel beruflichen Stress haben und unter ständigem Zeitdruck stehen, baut sich immer mehr Spannung auf, und unsere Schultern fangen allmählich an, hoch zu den Ohren zu wandern. Die Muskeln verkürzen und verkrampfen sich, was zu Schmerzen und Steifigkeit führt. Verspannungen in Nacken und Schultern rauben uns eine Menge Energie. Stellen Sie sich vor, Sie würden den ganzen Tag Ihre Armmuskeln anspannen. Da wären Sie nach ein paar Stunden ganz schön müde! Nun, genau das spielt sich in Nacken und Schultern ab – wir ziehen unbewusst diese Muskeln zusammen. Stellen Sie sich während der Übung vor, dass die Muskelverspannung dahinschmilzt wie Eis in der Sonne.

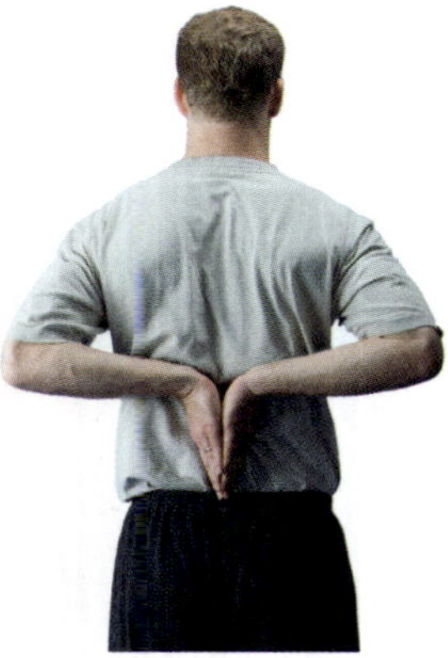

1. Legen Sie die Hände auf den Rücken, und zwar so, dass die Handflächen sich berühren und die Finger nach unten zeigen.

Das soll sich angenehm anfühlen, halten Sie die Hände also nicht zu hoch.

2. Drehen Sie langsam den Kopf zur Seite, sodass das Ohr sich der Schulter nähert. Lassen Sie von dort das Kinn nach vorn auf die Brust sinken. Drehen Sie den Kopf nun zur anderen Seite.

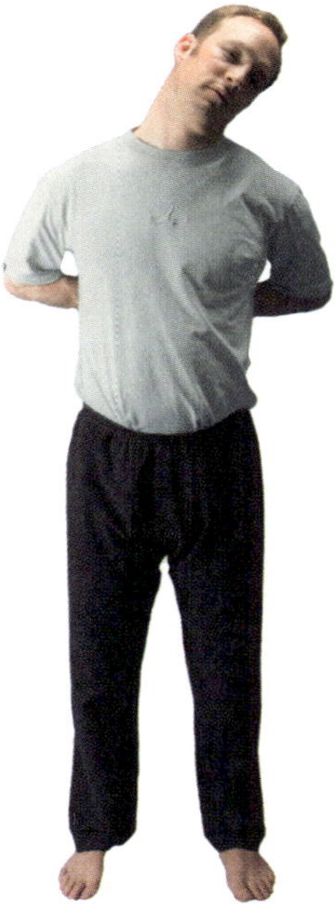

Drehen Sie den Kopf nicht so weit, dass es sich unangenehm anfühlt. Es soll nur eine sanfte Drehung und ein sanftes Sinken des Kopfes auf die Brust sein. Wenn Sie den Kopf zu weit drehen, erzeugen Sie Druck auf die Halswirbelsäule.

3. Spüren Sie, während Sie den Kopf langsam hin und her drehen, wie die Muskeln sich dehnen.

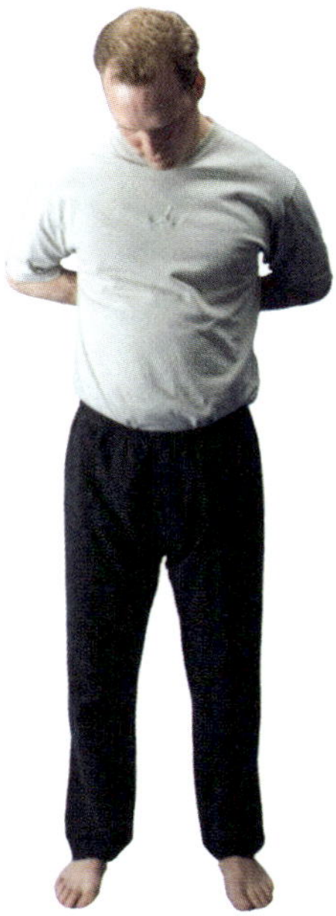

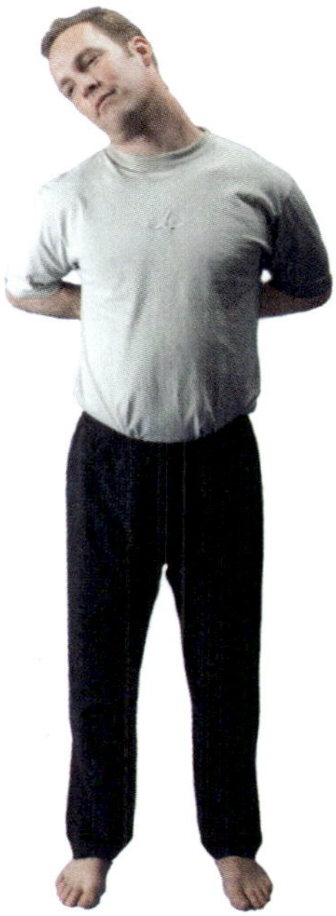

4. Halten Sie dabei die ganze Zeit die Handflächen gegeneinander und spüren Sie die Dehnung bis hinunter in Ihre Handgelenke.

5. Drehen Sie den Kopf siebenmal in beide Richtungen.

Noch mehr Energie für den Nacken

1. Schulterdehnung. Halten Sie die Hände seitlich vom Körper und pressen Sie die Handflächen nach unten, als wollten Sie den Boden erreichen.

2. Spreizen Sie dabei die Finger und beugen Sie die Handgelenke aufwärts. Senken Sie bewusst die Schultern, während Sie die Handflächen abwärts pressen.

3. Beugen Sie sanft den Kopf auf die rechte Schulter. Führen Sie diese Bewegung sehr behutsam aus, nur so weit, wie es sich angenehm anfühlt. Entspannen Sie den Kopf in dieser Position. Fühlen Sie die wohltuende Dehnung in Nacken, Schultern, oberem Rücken und Unterarmen.

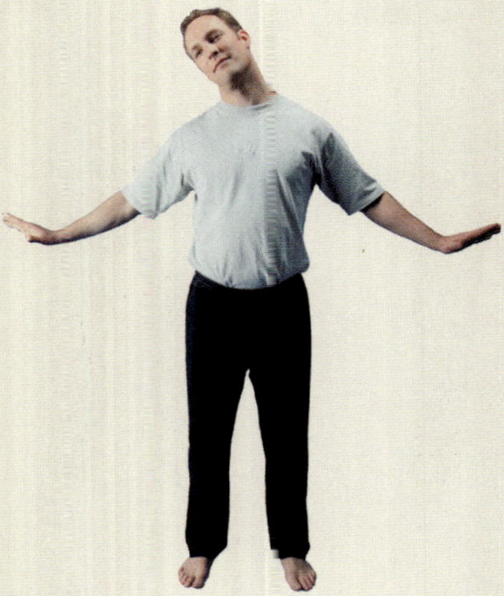

4. Atmen Sie siebenmal tief durch.

5. Beugen Sie den Kopf nun sanft nach links. Denken Sie daran, beim Herabdrücken der Hände die Schultern zu senken.

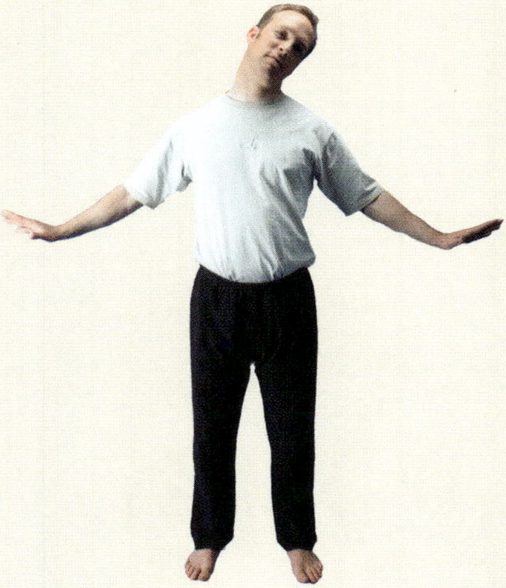

6. Entspannen Sie den Kopf in dieser Position. Fühlen Sie die wohltuende Dehnung in Nacken, Schultern, oberem Rücken und Unterarmen.

7. Atmen Sie siebenmal tief durch.

Diese Dehnübung eignet sich ausgezeichnet, um Verspannungen in Nacken und Schultern aufzulösen. Durch ständig wiederholte Bewegungen, Stress und eine schlechte Körperhaltung kann sich in dem ganzen Bereich von oberem Rücken, Nacken und Schultern eine enorme Verspanntheit aufbauen. Diese Übung dehnt diesen Bereich und sorgt dafür, dass die Muskulatur des ganzen Oberkörpers harmonisiert wird. Auch Verspannungen in Unterarmen und Handgelenken werden gelöst.

Übung für den unteren Rücken

Diese Übung dient dem Spannungsabbau im unteren Rücken. Auch dort sorgen Stress, langes Sitzen und Überarbeitung für Verspannungen. Wenn der untere Rücken steif und verspannt ist, beeinträchtigt das den gesamten Körper. Wenn Sie schon einmal Schmerzen im Lendenwirbelbereich hatten, wissen Sie, wie sehr das die Lebensqualität beeinträchtigen kann, sodass selbst das Gehen schwierig wird. Diese Übung bringt die Wirbelsäule wieder ins Lot, verbessert die Durchblutung der Rückenmuskulatur und dehnt die Muskeln, die Zug auf den unteren Rücken ausüben.

1. Kirschen pflücken. Stehen Sie im schulterbreiten Stand. Nehmen Sie die Hände über den Kopf. Beugen Sie die Knie.

Es soll sich anfühlen, als würde Ihr Steißbein zum Boden gezogen, während Sie die Arme über den Kopf heben, als wollten Sie Kirschen vom Baum pflücken.

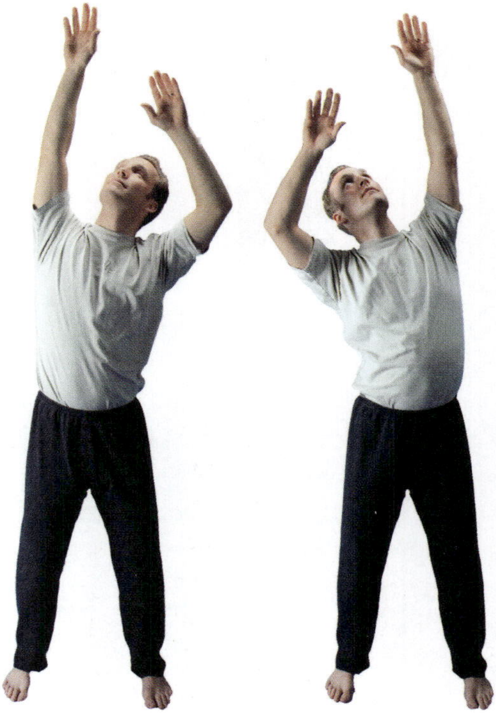

2. Strecken Sie nun die Arme abwechselnd nach oben aus.

Spüren Sie, wie sich dabei die Muskeln des unteren Rückens verlängern. Das ist ein guter Weg, um die Muskelspannung besser über den Rücken zu verteilen und die Wirbelsäule zu begradigen.

3. Fahren Sie damit fort, die Arme abwechselnd nach oben auszustrecken.

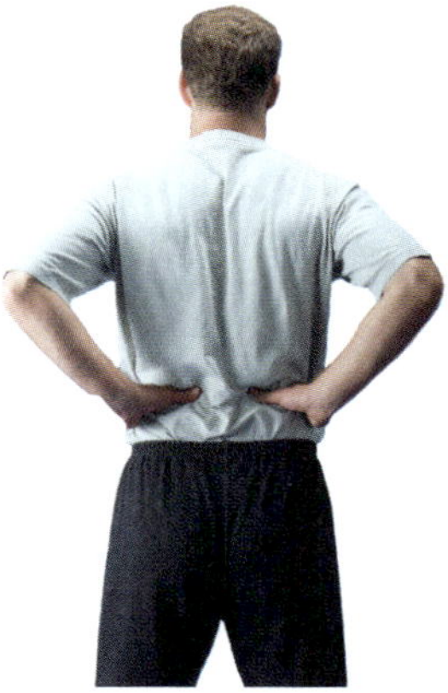

4. Daumendruck. Senken Sie nun die Arme und legen Sie sie auf den Rücken. Legen Sie die Daumen auf die Muskeln entlang der Wirbelsäule. Drücken Sie mit den Daumen und schieben Sie gleichzeitig die Hüften nach vorne.

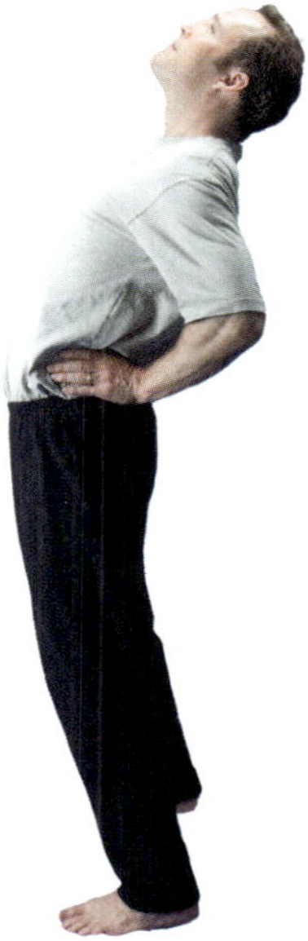

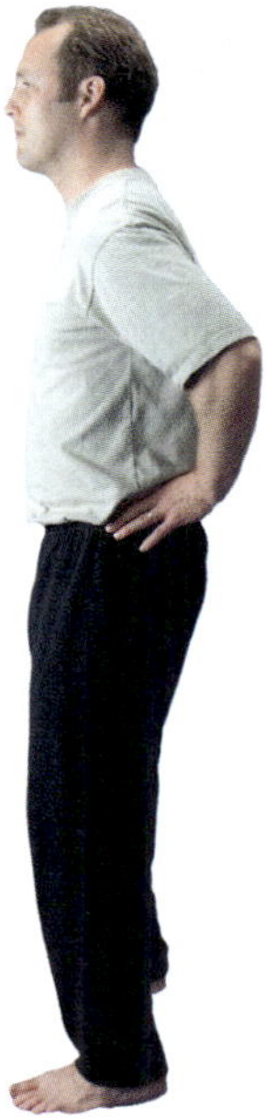

5. Nehmen Sie die Hüften langsam wieder zurück und legen Sie die Daumen auf eine andere Stelle. Drücken Sie nun dort zu und schieben Sie dabei die Hüften nach vorne.

6. Fahren Sie mit dieser Vor-und-zurück-Bewegung so lang fort, bis Sie den gesamten unteren Rücken mit den Daumen massiert haben.

Diese Druckpunkt-Massage löst Verspannungen und fördert die Durchblutung des unteren Rückens.

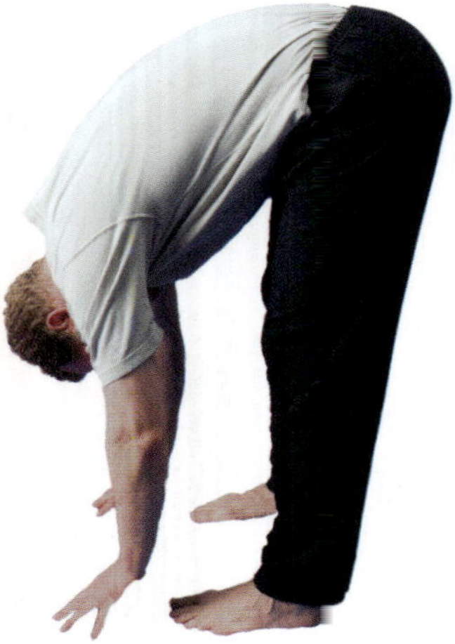

7. Vorwärtsbeuge. Senken Sie nun die Arme vor dem Körper und beugen Sie sich vor, als wollten Sie Ihre Zehen mit den Händen berühren.

Dehnen Sie sich dabei nicht mit Gewalt. Lassen Sie den Körper einfach entspannt hängen. Die Knie sollten leicht gebeugt sein und die Kniesehnen sanft gedehnt werden. Anspannung in den Kniesehnen steht in direktem Zusammenhang mit dem unteren Rücken. Spüren Sie, wie diese Linie der Anspannung von den Knien hinauf zum unteren Rücken sich dehnt und lockert.

■ Abwärts-Fließen

Dies ist der nächste Schritt zum Abbau der Anspannungen des Tages. Nachdem wir den ganzen Tag auf den Beinen waren, hilft uns diese Bewegungsfolge, wieder ins Gleichgewicht zu kommen und uns geistig und körperlich auf die Nachtruhe einzustimmen. Diese Übung widmet sich der Wirbelsäule, dem zentralen Nervensystem und den Hüften.

Dabei gehen wir vom Geist durch den Oberkörper zum Unterkörper, wo die Verspannungen schließlich aufgelöst werden.

1. Kinderhaltung. Beugen Sie die Knie und legen Sie die Hände auf den Boden. Machen Sie dann mit beiden Beinen einen Schritt rückwärts, knien Sie sich auf den Boden und setzen Sie sich auf die Fersen.

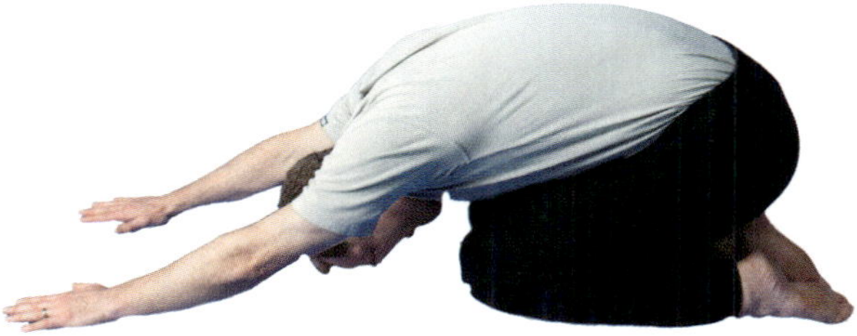

Die Kinderhaltung ist ideal, um Körper und Geist nach einem langen Tag zu regenerieren. Dabei findet zwar keine starke Dehnung statt, aber sie hat doch viele Vorzüge. Diese Haltung löst Verspannungen im Rücken und beruhigt das Nervensystem.

2. Halten Sie die Arme nach vorn auf dem Boden ausgestreckt, pressen Sie die Hände auf den Boden und bringen Sie die Hüften so noch weiter nach hinten.

Fühlen Sie die Ausdehnung im oberen Rücken und die Entspannung im unteren Rücken.

3. Bleiben Sie sieben tiefe Atemzüge lang in dieser Position.

4. Der Hund wedelt mit dem Schwanz. Stützen Sie sich auf alle viere.

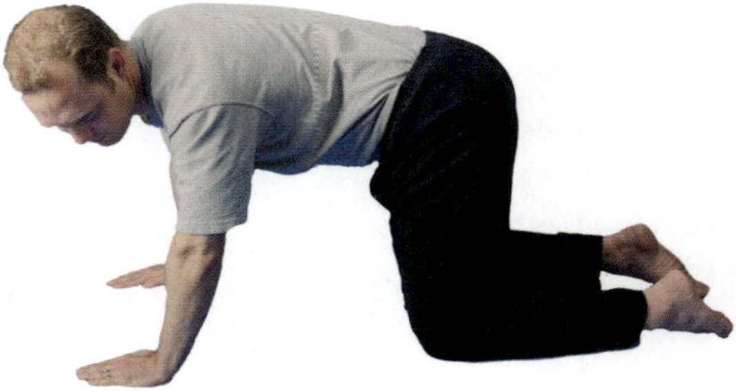

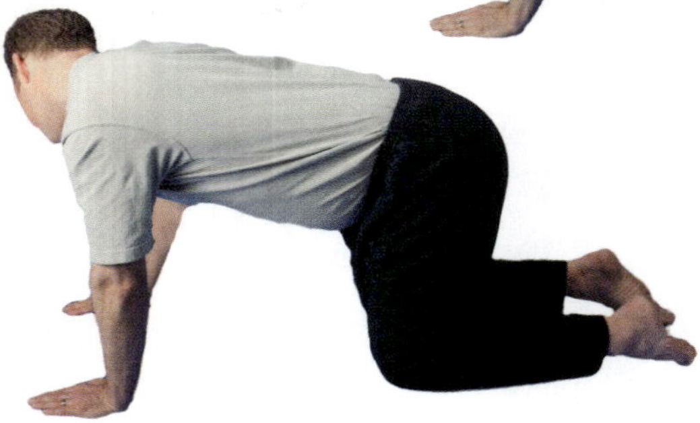

Bewegen Sie Steißbein und unteren Rücken seitlich hin und her.

Bei dieser Bewegungsform wird die Wirbelsäule seitlich bewegt, was für Entspannung der großen Muskeln sorgt, von denen die Wirbelsäule gestützt wird.

5. Beziehen Sie immer mehr vom Rücken in die Bewegung ein, bis hinauf zu Nacken und Schultern. Fühlen Sie, wie alle Wirbel und Gelenke sich bewegen.

6. Wedeln Sie sieben Sekunden lang mit dem Schwanz.

7. Pfau. Aus der Stellung auf allen vieren schieben Sie das rechte Knie unter Ihrem Körper bis auf Höhe der Hände, sodass der Unterschenkel sich diagonal unter der Körpermitte befindet. Strecken Sie das linke Bein so weit zurück, wie es sich angenehm anfühlt.

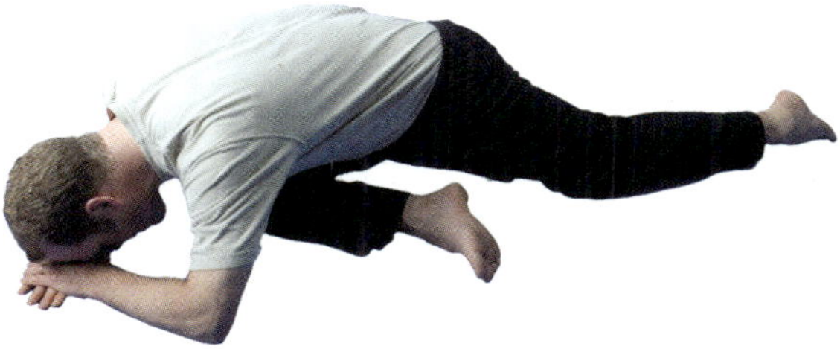

Dabei sollten keine Knieschmerzen auftreten. Falls doch, korrigieren Sie die Haltung so, dass die Schmerzen aufhören. Wenn die Kniebeschwerden nicht verschwinden, brechen Sie diese Übung ab und machen Sie mit der nächsten weiter.

8. Stützen Sie sich in dieser Haltung hinunter auf die Ellbogen und legen Sie den Kopf auf Ihre Handrücken.

9. Atmen Sie in dieser Haltung tief und langsam. Fühlen Sie, wie der Körper sich beim Einatmen weitet, und sinken Sie beim Ausatmen tiefer in die Dehnung hinein und entspannen Sie dabei Ihren Oberkörper.

Diese Dehnübung fördert die Beweglichkeit der Hüften und eignet sich besonders gut für den Abend. Jene Muskeln, die durch langes Sitzen am Schreibtisch, im Auto oder Flugzeug verspannt sind, werden gelockert.

10. Atmen Sie siebenmal tief durch.

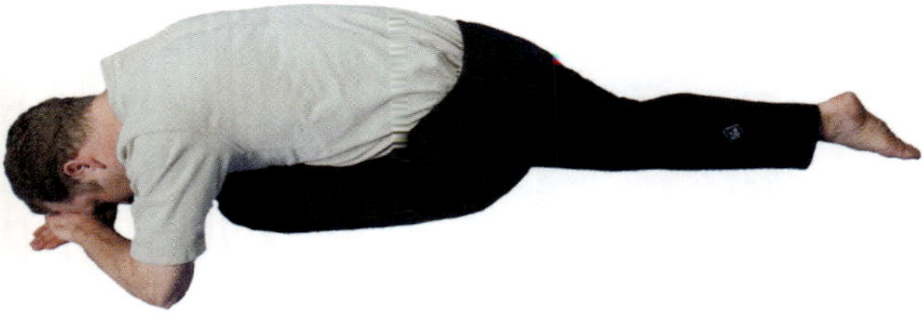

11. Wechseln Sie die Beine, indem Sie sich wieder auf alle viere stützen, dann das linke Knie vorwärtsschieben und das rechte Bein nach hinten ausstrecken. Atmen Sie auch auf dieser Seite siebenmal tief durch.

12. Rollen Sie sich über die linke Hüfte ab und bringen Sie beide Beine vor den Körper, sodass Sie auf dem Boden sitzen.

■ Noch mehr Energie für Hüften und Rücken

1. Der Pfau betrachtet seinen Schwanz. Schieben Sie aus der Berg-Haltung auf allen vieren das rechte Knie unter die Brust auf Höhe der Hände, sodass der Unterschenkel sich unter der Körpermitte befindet. Schieben Sie das linke Bein so weit nach hinten, wie es für Sie angenehm ist.

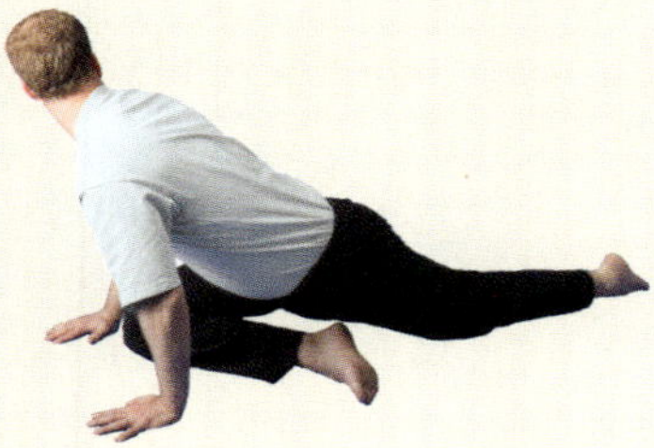

2. Drehen Sie sich um und schauen Sie den Schwanz an. Dazu senken Sie Ihre Brust langsam auf das rechte Knie. Dann stemmen Sie die Arme hoch und schauen über die rechte Schulter. Stemmen Sie weiter, bis die Arme ganz gestreckt sind.

3. Wiederholen Sie die Übung mit dem rechten Knie vorne.

Fühlen Sie, wie dabei rechte Hüfte und die Wirbelsäule geweitet werden. Die Drehung in dieser Haltung löst die Linie der Anspannung von der rechten Hüfte über die Gesäßmuskeln zu den Muskeln des unteren Rückens.

4. Stützen Sie sich wieder auf alle viere.

5. Nun die Übung zweimal zur anderen Seite ausführen.

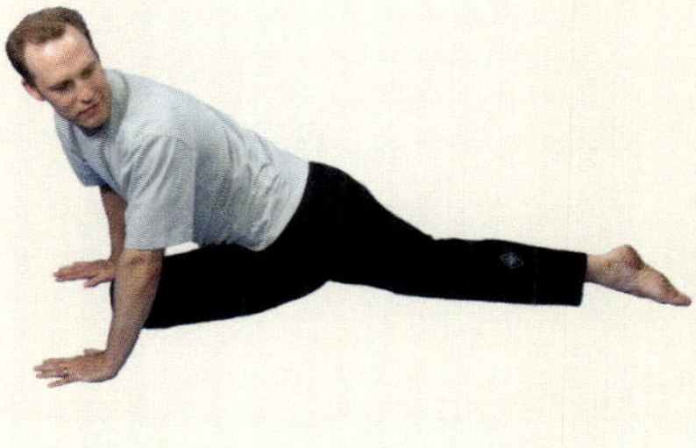

Übungen im Sitzen

Diese Übungsfolge ist einfach, aber dynamisch, denn dabei werden fast alle größeren Muskeln gedehnt. Das gibt dem Geist Gelegenheit, sich von Stress und negativen Denkmustern zu befreien, die dann durch Nervensystem und Körper ausgeleitet werden. Denken Sie daran, während der gesamten Bewegungsfolge langsam und tief zu atmen. Konzentrieren Sie sich besonders auf das Ausatmen, um Spannungen aufzulösen.

1. Schildkröte. Legen Sie die Fußsohlen gegeneinander. Umfassen Sie die Zehen mit den Fingern und strecken Sie sich nach vorn aus.

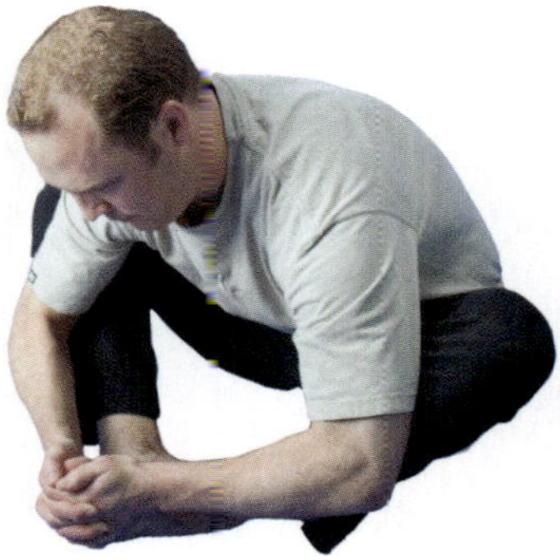

2. Ziehen Sie mit Hilfe der Hände sanft die Stirn in Richtung Zehen.

3. Atmen Sie in dieser Haltung siebenmal tief durch.

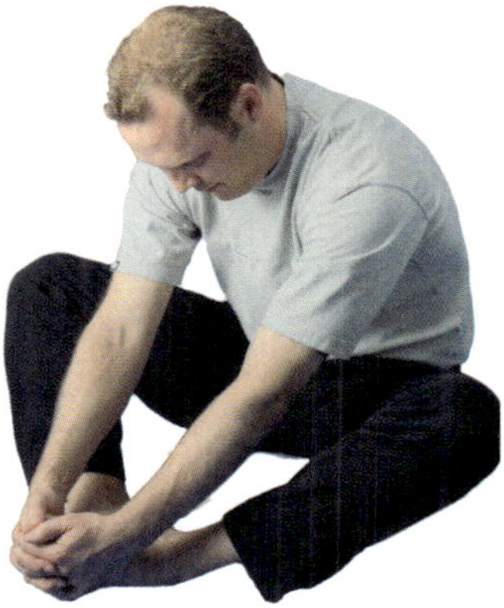

4. Ziehen Sie nun das Kinn an die Brust.

5. Lassen Sie dabei den Rücken schön rund werden, indem Sie sanft die Wirbelsäule nach hinten dehnen.

Fühlen Sie die Dehnung im oberen Rücken und dem Nacken. Das ist eine ausgezeichnete Dehnübung für den Bereich zwischen den Schulterblättern.

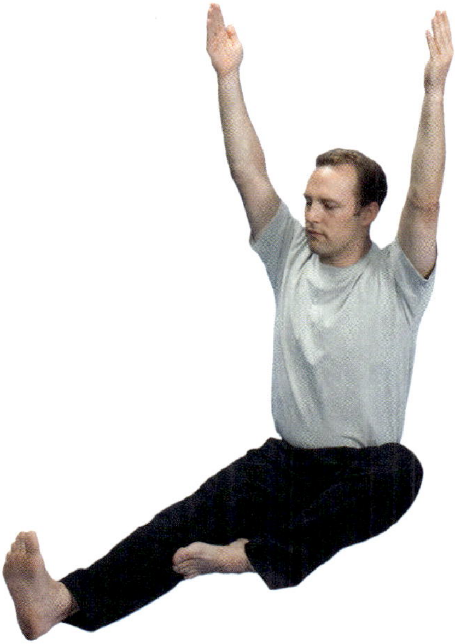

6. Ein Knie beugen. Strecken Sie das rechte Bein aus, während das linke Knie angewinkelt bleibt. Recken Sie beide Arme nach oben über den Kopf, um die Wirbelsäule zu strecken.

7. Beugen Sie sich vor und kreuzen Sie die Arme über dem ausgestreckten Unterschenkel oder Fuß, je nach Ihrer Beweglichkeit.

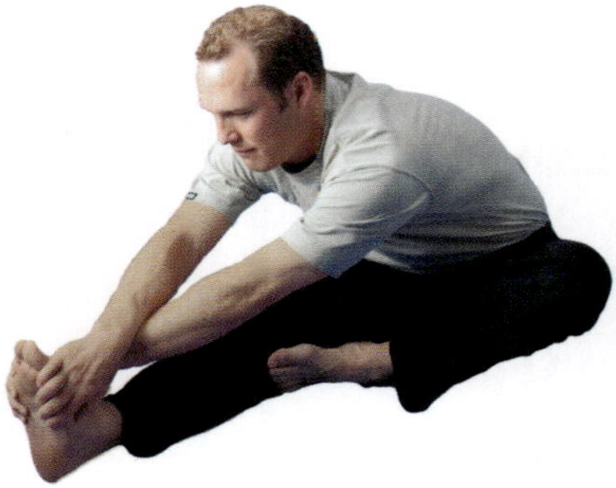

Denken Sie immer daran, sich sanft zu dehnen und es dabei nicht zu übertreiben. Alles soll sich immer angenehm anfühlen.

8. Die linke Hand liegt nun auf der Außenseite des Unterschenkels oder Fußes, die rechte Hand auf der Innenseite.

Diese Dehnübung hat eine wunderbar öffnende Wirkung auf den ganzen Körper. Wenn Sie abends nur Zeit für eine einzige Dehnübung haben, würde ich Ihnen diese empfehlen.

9. Atmen Sie siebenmal tief durch.

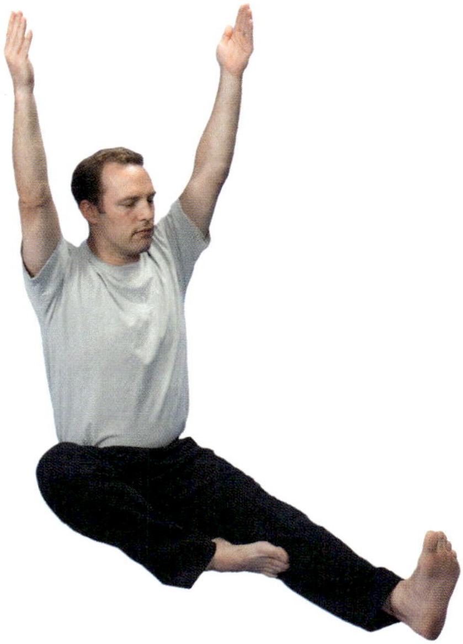

10. Die Beine wechseln. Das linke Bein wird ausgestreckt, das rechte angewinkelt, sodass die linke Fußsohle an der Innenseite des rechten Knies liegt.

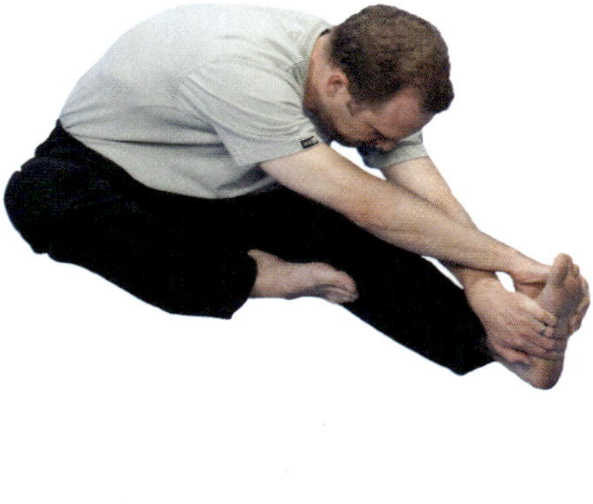

11. Recken Sie beide Hände über den Kopf. Beugen Sie sich nach vorn und kreuzen Sie Arme und Hände über dem Unterschenkel oder dem Fuß. Die rechte Hand befindet sich auf der Außenseite, die linke auf der Innenseite.

12. Atmen Sie siebenmal tief durch.

Noch mehr Energie für den Unterkörper

1. Seegras im Ozean. Sitzen Sie mit ausgestreckten Beinen. Spreizen Sie die Beine so weit, wie es Ihnen angenehm möglich ist.

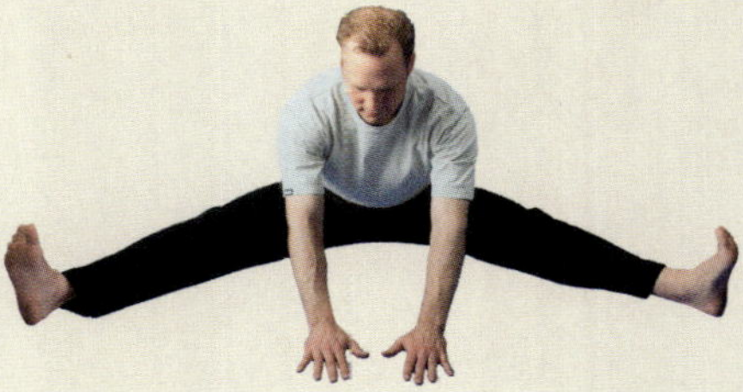

2. Strecken Sie die Arme nach vorne aus. Fühlen Sie die Dehnung an der Innenseite der Beine, in den Kniesehnen und den Hüften.

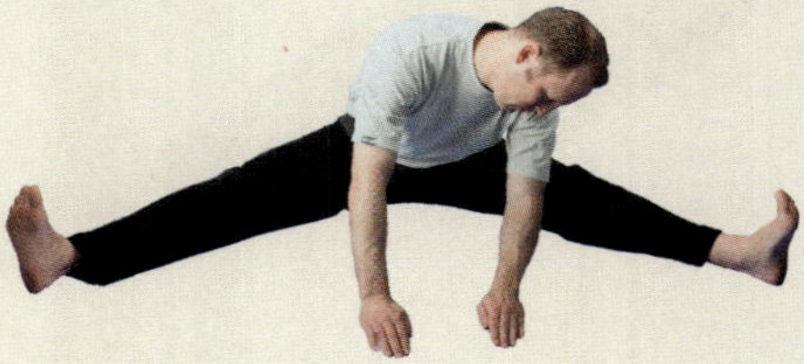

3. Dehnen Sie nun die Wirbelsäule, indem Sie sich sanft vor und zurück und zur Seite wiegen.

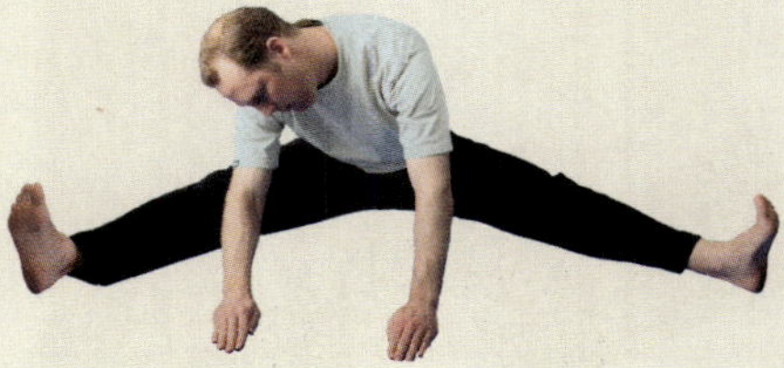

Diese Übung eignet sich wunderbar, um die Beine und Hüften zu dehnen und jene Rückenverspannung abzubauen, die durch verkürzte Kniesehnen hervorgerufen wird.

13. Fußmassage. Winkeln Sie das linke Bein wieder an, sodass die Fußsohlen zueinander zeigen.

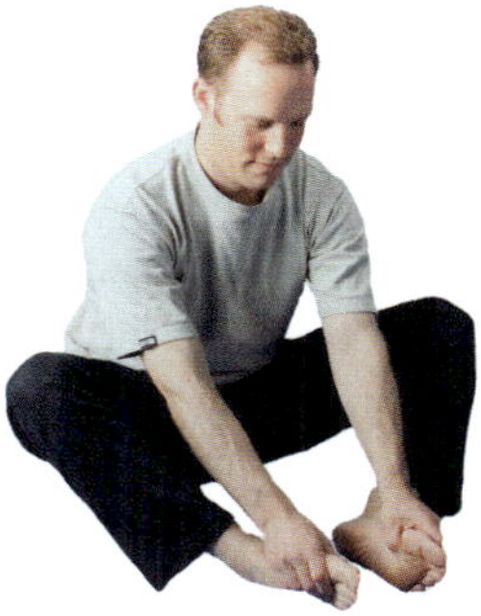

Durch Fußmassage werden wichtige Akupressurpunkte aktiviert. Sie fördert die geistige Entspannung, senkt den Blutdruck und bereitet den Körper auf einen erholsamen Schlaf vor. In der traditionellen asiatischen Medizin wird sie bei Schlaflosigkeit eingesetzt.

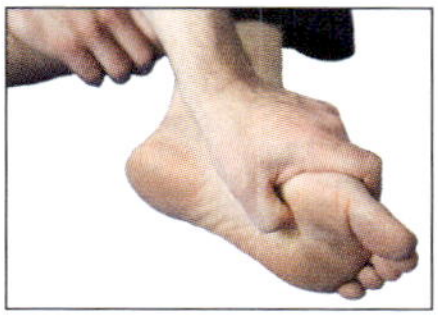

14. Massieren Sie die Fußsohlen kräftig mit den Daumen.

Ein besonders wirkungsvoller Massagepunkt liegt gleich unterhalb des Fußballens. Es ist jene Stelle, die sich nach innen wölbt, wenn Sie die Zehen krümmen. Dieser Punkt wird *Sprudelnder Quell* genannt und beruhigt und entspannt den Geist.

15. Wenn Sie die Fußmassage abgeschlossen haben, legen Sie sich auf den Rücken.

Übungen im Liegen

Nun setzen wir im Liegen unsere Reise hin zu Ruhe und Entspannung fort und bereiten den Körper auf den Schlaf vor. Diese Übungsfolge hilft, Rücken, Hüften, Taille und Beine zu entspannen und ist besonders geeignet, wenn Sie während des Tages viel gesessen haben. Sie bringt den unteren Rücken wieder ins Gleichgewicht. Becken und Wirbelsäule werden harmonisiert. Denken Sie daran, während des Übens tief zu atmen, dann können Sie intensiver in die Dehnungen hineingehen und Geist und Körper sind besser im Einklang.

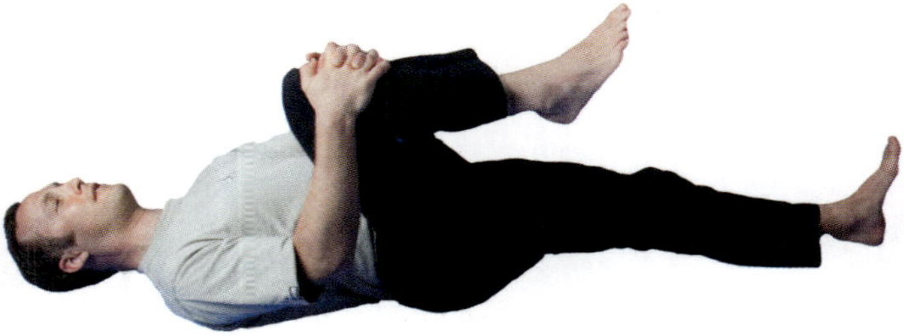

1. Ein Bein an die Brust drücken. Ziehen Sie, auf dem Rücken liegend, das rechte Knie an die Brust, während Sie das linke Bein auf dem Boden ausstrecken. Umfassen Sie mit ineinanderverschränkten Fingern das Knie und ziehen Sie es sanft zur Brust.

Fühlen Sie, wie sich dabei rechte Hüfte und unterer Rücken weiten. Vielleicht spüren Sie sogar, wie sich auf der Vorderseite des linken Beines der Hüftbeuger streckt.

2. Atmen Sie in dieser Position siebenmal tief durch.

3. Drehung. Drehen Sie nun das rechte Knie nach links über den Körper zum Boden.

4. Drücken Sie das rechte Knie mit der linken Hand nach unten und drehen Sie den Oberkörper nach rechts.

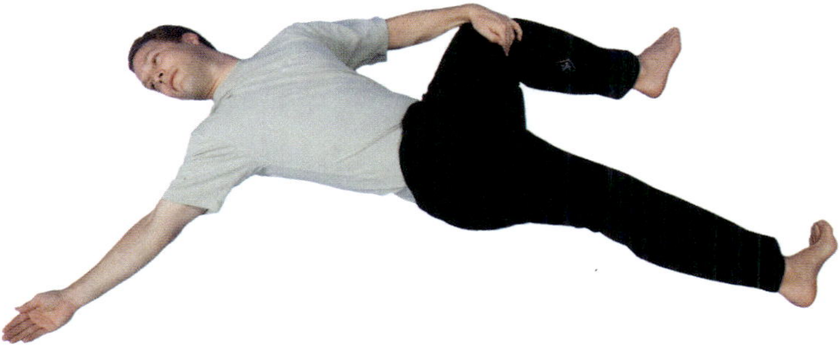

5. Ihr Unterkörper und rechtes Bein sind nach links gedreht, und der Oberkörper streckt sich in die entgegengesetzte Richtung nach rechts.

6. Gehen Sie mit Hilfe des Atems tiefer in diese Dehnposition hinein. Fühlen Sie, wie der Atem sich durch die Rippen bis hinunter in den unteren Rücken bewegt. Lassen Sie mit dem Ausatmen alle Anspannung entweichen.

7. Atmen Sie erneut siebenmal tief durch.

8. Wechseln Sie die Beine. Heben Sie das linke Bein und verschränken Sie die Finger um das linke Knie. Ziehen Sie es an die Brust.

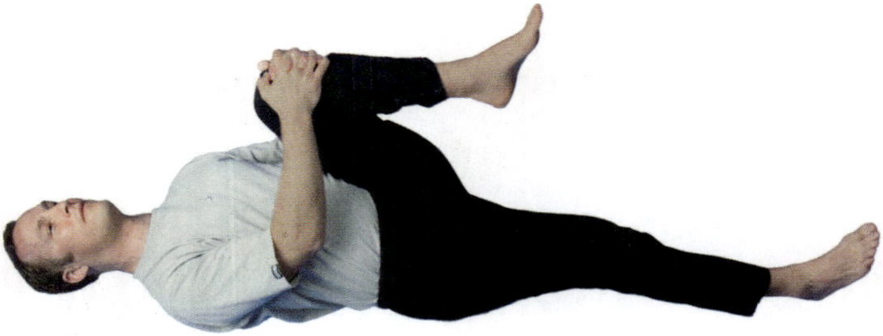

9. Strecken Sie das rechte Bein auf dem Boden aus.

10. Fühlen Sie, wie Hüften und unterer Rücken gedehnt und gestreckt werden.

11. Atmen Sie in dieser Position siebenmal tief in die Dehnung hinein.

12. Gehen Sie nun in die Drehung. Drehen Sie das linke Knie über den Körper hinweg zum Boden.

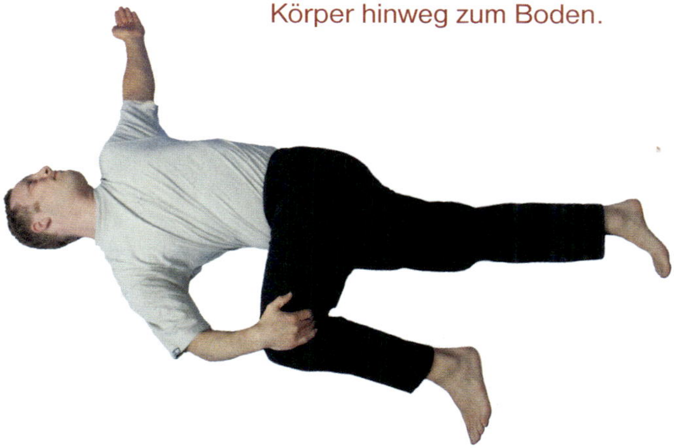

13. Halten Sie das linke Bein mit der rechten Hand am Boden.

14. Drehen Sie den Oberkörper in die entgegengesetzte Richtung, also nach links.

15. Atmen Sie in dieser Haltung siebenmal tief durch.

■ Noch mehr Energie für die Kniesehnen

1. Fußkreisen. Stellen Sie mit angewinkelten Knien die Füße auf den Boden.

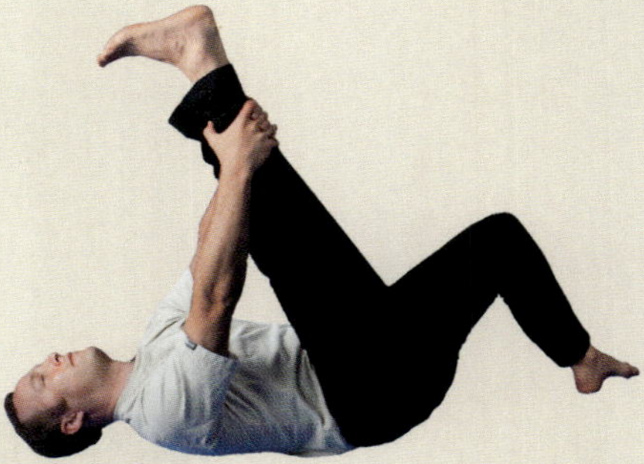

2. Heben Sie das rechte Bein hoch in die Luft. Verschränken Sie die Hände hinter dem rechten Knie.

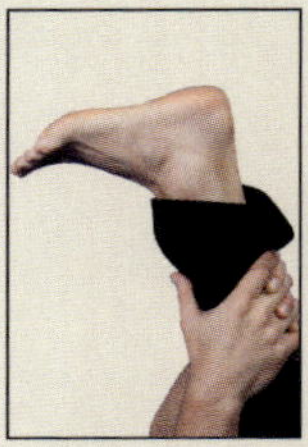

3. Kreisen Sie nun mit dem rechten Fuß, und zwar so, dass das Fußgelenk dabei richtig schön bewegt wird.

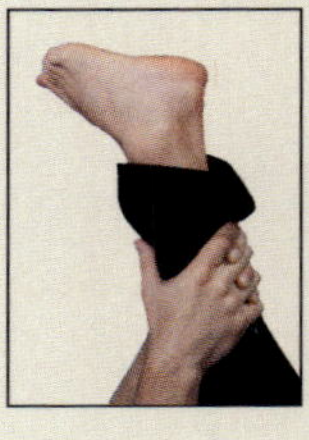

4. Siebenmal in die eine, dann siebenmal in die andere Richtung kreisen.

5. Stellen Sie den rechten Fuß wieder auf den Boden. Heben Sie dann das linke Bein, verschränken Sie die Finger hinter dem Knie und kreisen Sie mit dem linken Fuß siebenmal in beide Richtungen.

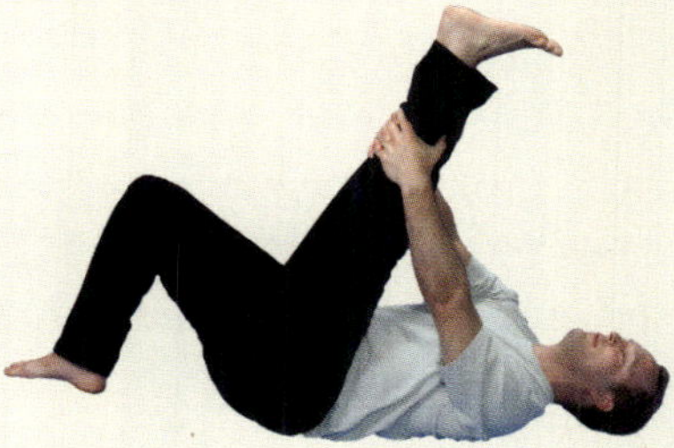

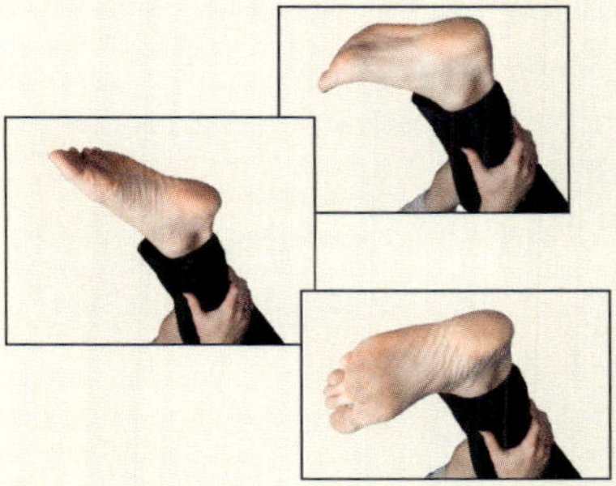

Diese dynamische Dehnung öffnet die Fußknöchel und streckt Wade, Schienbein und Achillessehne. Wenn das untere Bein beweglicher wird, gewinnen Sie größere Stabilität im Fundament Ihres Körpers. Bewegliche und zugleich starke Knöchel, Waden und Füße verleihen dem ganzen Körper mehr Ausgewogenheit und Struktur.

Freude und Dankbarkeit

Im Leben gibt es immer Positivität und Negativität, Yin und Yang. Positives kann nicht ohne Negatives geschehen, so, wie das Licht nicht ohne die Dunkelheit existiert, oder der Tag nicht ohne die Nacht. Bei dieser abschließenden Übung werden Sie in das Positive eintauchen. Das heißt nicht, dass Negatives nicht existiert oder dass man es ignorieren sollte. Das Ziel besteht hier einfach darin, das Negative oder die alte Energie in Ihrem Körper und Geist in etwas Positiveres und Nützlicheres umzuwandeln. Emotionale Energie und Stress müssen transformiert werden, so, wie man Abfall in Kompost und Kompost in einen Garten umwandelt. Körper und Geist reagieren auf Dankbarkeit, Freude, Lächeln und Entspannung physiologisch, indem sie gesunde Hormone in jeder Körperzelle freisetzen. Jetzt, am Ende des Tages, ist es Zeit, das Alte loszulassen und es in den fruchtbaren Boden zu verwandeln, auf dem das Leben, das Sie sich wünschen und erträumen, gedeihen und sich entfalten kann.

■ Der Ton des inneren Gleichgewichts

Das ist eine spezielle Atemübung, um die Energie zu reinigen, die Sie während des Tages von außen aufgenommen haben. Es handelt sich um eine Säuberung Ihres Energiesystems von innen nach außen. Im Yoga, Qigong und in vielen anderen Traditionen benutzt man Klänge und Töne, um Schwingungen zu erzeugen, die die subtile Energie im Körper beeinflussen.

1. Sie liegen auf dem Rücken, die Hände seitlich vom Körper, mit den Handflächen nach oben. Atmen Sie tief ein. Fühlen Sie, wie sich zunächst der Bauch ausdehnt, dann die Rippen, und zum Abschluss des Einatmens füllen Sie die Brust.

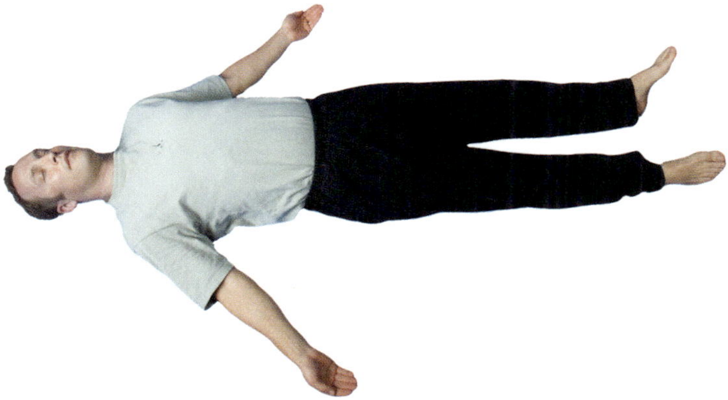

2. Erzeugen Sie beim Ausatmen leise den Ton »Hiiiii«.

Das soll hauchend geschehen, ohne Einsatz der Stimmbänder. Es soll sich anhören wie Wind, der leise durch die Bäume streicht.

3. Während Sie den Ton erzeugen, soll das Ausatmen von der Brust durch die Rippen zum Bauch hinabrollen, der zum Abschluss in Richtung Wirbelsäule gepresst wird.

4. Fühlen Sie, wie dabei alle Anspannung durch Finger und Zehen entweicht.

5. Führen Sie diese Atemübung dreimal hintereinander durch.

6. Lächeln Sie innerlich.

Nun folgt eine weitere Methode, um Negatives in Positives, Stress in ruhige Gelassenheit umzuwandeln:

7. Wenn Sie den Ton erzeugt haben, lächeln Sie sanft.

Fühlen Sie, wie die Lippen sich wölben und die Augen sich entspannen. Das ist keine Pose für ein Foto. Dieses Lächeln schenken Sie sich selbst. Unser Gesicht hat 80 Muskeln, und wissenschaftliche Studien zeigen, dass wir, wenn wir lächeln, in unserem Körper stimmungsaufhellende Hormone freisetzen.

8. Stellen Sie sich vor Ihrem inneren Auge lebhaft einen Sonnenuntergang vor, mit goldenem Licht am Horizont.

9. Fühlen Sie, wie dieses Licht Ihr Gesicht berührt.
Atmen Sie das goldene Licht durch die Poren Ihrer Haut ein.
Fühlen Sie, wie es Ihren Geist durchströmt.

10. Lassen Sie das Licht durch Ihren Körper strömen,
durch Hals, Schultern, Arme, Rumpf, Hüften, Beine
und Füße.

11. Fühlen Sie, wie Dankbarkeit und Freude Sie erfüllen.

Teil 3

Vitaler leben

Wenn Sie morgens und abends Ihre *Sieben Minuten* üben, bleiben immer noch 23 Stunden und 46 Minuten übrig. In diesem Teil des Buches mache ich Ihnen einige einfache und effektive Vorschläge, wie Sie mehr Energie, mehr Gesundheit und mehr Lebensfreude in Ihren Alltag bringen können.

Wie gut und wie lange Sie leben, hängt zu 70 Prozent von den Entscheidungen ab, die Sie bezüglich Ihres Lebensstils treffen. Wenn Sie die fünfzig überschreiten, hängt es zu 80 Prozent von Ihrem Lebensstil ab, wie es Ihnen im Alter gehen wird. Die nachfolgenden Anregungen und Übungen werden Ihnen nicht nur mehr Lebensjahre, sondern auch mehr Lebensqualität schenken.

Fitnesstraining: Bewegen Sie sich – aber quälen Sie sich nicht!

Alle wissen, dass Fitnesstraining gut für die Gesundheit ist, genau wie Gemüse. Dennoch trainieren Millionen Menschen überhaupt nicht. Der moderne Kampf mit Gewichtsproblemen, hohem Blutdruck, chronischem Energiemangel, Ängstlichkeit und Depression lässt sich unmittelbar auf den Mangel an regelmäßigem Körpertraining zurückführen. Studien zeigen, dass über 50 Prozent der Menschen, die ein neues Fitnessprogramm beginnen, dieses schon nach wenigen Monaten wieder aufgeben. Der häufigste Grund dafür, dass die Leute ein Training abbrechen oder gar nicht erst damit beginnen, ist ein Mangel an geeigneten Trainingsmöglichkeiten und/oder Zeitmangel.

Die *Sieben Minuten* sind ein starkes Fundament für Ihr tägliches Fitnesstraining, aber um wirklich fit zu werden müssen Sie diese Übungen mit anderen Bewegungsarten kombinieren. Manche Leute fänden es bestimmt prima, wenn sie nur sieben Minuten aktiv sein müssten und dann den Rest des Tages auf der Couch vor dem Fernseher verbringen könnten, wo sie nur ihren Daumen bewegen müssen. Aber es ist nun einmal so, dass unser Körper für physische Aktivität gebaut ist, und zwar für viel mehr Aktivität, als wir sie im heutigen Leben bekommen. Zusätzlich zu den *Sieben Minuten*-Übungen sollten Sie daher für weitere tägliche körperliche Bewegung sorgen, und sei es etwas so Einfaches wie ein 15-minütiger Spaziergang.

Seit Jahrzehnten bestätigen wissenschaftliche Studien, wie enorm positiv sich regelmäßiges Fitnesstraining auf Gesundheit und Vitalität auswirkt. Wir profitieren davon physisch, emotional und psychologisch auf vielfältige Weise.

Betrachten Sie Ihr tägliches Körpertraining als starke, wirkungsvolle Medizin. Ein Beispiel von vielen: Wissenschaftler von der University of Pennsylvania haben herausgefunden, dass die durch Körpertraining verbesserte Durchblutung Entzündungen in den Arterien so gut bekämpft wie eine hohe Dosis von Glukokortikoid, einem Steroid. Diese Entzündungen gelten als wichtiger Faktor bei Herzerkrankungen.

Training kräftigt unsere Muskeln, Knochen und das Herz und sogar das Immunsystem. Es setzt Betaendorphine frei, jene schmerzlin-dernden, Emotionen beeinflussenden Neurotransmitter, die unsere Stimmung heben und vorübergehende Euphorie erzeugen. Die Wissenschaft ist sich einig, dass Fitnesstraining unsere Kraft und Vitalität fördert und Stimmung, Selbstvertrauen, Produktivität, Stressresistenz, gesunden Schlaf, unsere Lebenserwartung und das allgemeine Wohlbefinden erhöht. Sogar auf der zellulären Ebene wirkt das Bewegungstraining: Es erhöht die Anzahl der Mitochondrien. Diese sind für den Zellstoffwechsel und die Umwandlung von Nahrung in nutzbare Energie zuständig. Wenn es in den Zellen mehr Mitochondrien gibt, bedeutet das mehr Energie für den Körper.

Hier sind einige Beispiele, wie Sie von regelmäßigem Fitnesstraining profitieren können:

- **Training und Postmenopause:** Durch regelmäßiges Training können Frauen in der Postmenopause ihr Risiko eines vorzeitigen Todes um 30 Prozent senken. Schon wenn die Frauen nur einmal pro Woche trainierten, erhöhte sich dadurch ihre Lebenserwartung.

- **Training und Körperfett:** Wenn Sie nur acht Monate lang mit Ihrem Training aussetzen, steigt Ihr durchschnittlicher Körperfettanteil bereits um achteinhalb Prozent.

- **Training und männliche Sexualität:** Männer, die kein regelmäßiges Körpertraining betreiben, haben ein erhöhtes Risiko, Erektionsstörungen zu entwickeln.

- **Training und Diät:** Bei Gewichtsverlust durch Fitnesstraining reduziert sich das Bauchfett erfolgreicher, als wenn der Betreffende lediglich eine Diät macht.

- **Training und Schlaflosigkeit:** Menschen, die nichts für ihre Fitness tun, leiden häufiger unter Einschlaf- und Durchschlafstörungen.

- **Training und das Immunsystem:** Wer sich wenig bewegt, erkrankt häufiger an Atemwegsinfektionen.

- **Training und Emotionen:** Die Behandlung leichter bis mittelschwerer Depressionen durch Körpertraining ist wirkungsvoller als Einzel- oder Gruppenpsychotherapie und die Verabreichung von Antidepressiva. Antidepressiva müssen zwei bis drei Wochen eingenommen werden, ehe sich eine Wirkung einstellt, und diese Wirkung ist unbeständig. Bewegungstraining lindert Depressionen oft schon nach wenigen Minuten und kann sie bei Anwendung über einen längeren Zeitraum deutlich lindern oder sogar vollständig heilen.

- **Training und Lebenserwartung:** Menschen, die ein regelmäßiges Fitnesstraining betreiben, haben eine gegenüber körperlich inaktiven Menschen um mehr als zwei Drittel reduzierte Sterblichkeit.

Fitnesstraining aus östlicher Sicht

Es ist klar, dass Bewegungs- und Konditionstraining für alle Lebensaspekte wichtig ist. Doch aus östlicher Sicht werden Sie nur dann den vollen gesundheitlichen Nutzen aus einem solchen Training ziehen, wenn es Ihnen Freude macht. So, wie Training gut für unser physisches Herz ist, ist Freude gut für unser emotionales Herz. Mit anderen Worten, Sie sollten für sich eine Form des Fitnesstrainings finden, die angenehm ist und Ihnen wirklich Spaß macht. Warum sollten Sie sich quälen und sich zu Aktivitäten zwingen, die Ihnen keine Freude bereiten?

Es scheint logisch, dass ein solches Training Freude machen sollte. Es gibt so viele Möglichkeiten, uns körperliche Bewegung zu verschaffen. Warum sollten wir uns also zu Aktivitäten zwingen, die uns keinen Spaß machen? Wenn Sie das Joggen hassen, sich aber trotzdem dazu zwingen, befinden sich Ihr Körper und Ihr Geist nicht in Harmonie. In gewisser Weise ist das, als würden Sie in einer Tretmühle laufen und dabei eine große Schüssel Eiskrem essen. Geist und Körper müssen sich im Einklang befinden, wenn Sie sich einen Körper und ein Leben nach Ihren Wünschen formen möchten. Außerdem werden Sie es nur dann schaffen, Ihr Trainingsprogramm konsequent beizubehalten, wenn es Ihnen Freude und Befriedigung schenkt.

In den chinesischen Übungssystemen des Tai-Chi und Qigong kennt man die bei uns verbreitete Einstellung nicht, dass man seinen Körper schinden muss, um Trainingserfolge zu erzielen. Wilde Tiere zum Beispiel zwingen sich nicht dazu, ihren Körper zu trainieren – es ist einfach Teil ihrer Natur, sich zu bewegen. Schauen Sie sich an, mit welcher Freude und Verspieltheit Kinder sich bewegen. Unterschätzen Sie bei Ihrem Training niemals den Wert des Spaßfaktors.

Entscheiden Sie sich für Aktivitäten, die Ihnen wirklich Freude bereiten, und nehmen Sie sich dafür genug Zeit. Erstellen Sie eine Liste aller Sportarten, Spiele und anderen körperlichen Betätigungen, die Ihnen Spaß machen. Planen Sie dafür ein- bis zweimal in der Woche Zeit ein. Wenn Sie das dann noch mit dem täglichen *Sieben Minuten*-Programm kombinieren, werden Sie staunen, wie Körper, Geist und Seele davon profitieren.

Fitness draußen in der Natur

Wann immer möglich, sollten Sie die Gelegenheit nutzen, sich in der freien Natur zu bewegen. Fitnesstraining im Freien hat viele Vorzüge, die ein Training in geschlossenen Räumen niemals bieten kann. Wandern, Joggen, Mountainbike fahren, am Strand spielen, Gartenarbeit –

das alles verhilft Ihrem Körper zu frischer Luft und der Energie von Bäumen, Wäldern und Landschaften. Frische Naturluft enthält mehr Lebensenergie als die Luft in geschlossenen Räumen.

Das gilt vor allem, wenn es sich um Orte mit Baumbestand oder an größeren Gewässern handelt, denn dort gibt es besonders viele negative Ionen. Die negativen Ionen werden vom Körper absorbiert und energetisieren Ihr ganzes System. Jede Art von Fitnesstraining baut Stress ab, aber Training im Freien ist regenerierender und bringt Sie emotional besser ins Gleichgewicht.

Sicher ist Ihnen schon aufgefallen, dass Sie sich besser fühlen, wenn Sie einen Spaziergang am Strand oder durch einen Wald machen. Wenn wir Zeit in der Natur verbringen, reinigt das unsere Emotionen. Wir atmen Kohlendioxid aus, die Abgase unseres Körpers, was dann von den Bäumen absorbiert wird. Im Austausch bekommen wir von ihnen den für uns lebenswichtigen Sauerstoff. Ebenso vermag die Natur unsere negativen Emotionen zu recyceln und zu transformieren, was uns in einer Weise erfrischen und beleben kann, wie es selbst der beste Psychotherapeut nur selten schafft. Verlegen Sie also Ihr Fitnesstraining so oft wie irgend möglich ins Freie, um von der kostbaren Energie und lebenspendenden Vitalität der Natur zu profitieren.

Die Magie des Spazierengehens

Wie viel würden Sie für eine Wunderpille bezahlen, die bei täglicher Einnahme Ihr Brustkrebsrisiko um 20 Prozent, Ihr Herzinfarktrisiko um 30 Prozent, ihr Risiko, zuckerkrank zu werden, um 50 Prozent reduziert und Ihnen insgesamt zu einem längeren und gesünderen Leben verhilft? Ich bin sicher, diese Pille würde sich besser verkaufen als Viagra. Und es gibt sie ganz umsonst: Diese Wunderarznei ist das Spazierengehen. Ziehen Sie sich gute, feste, für flottes Spazierengehen geeignete Schuhe an, marschieren Sie los, dann werden Sie schon bald alle diese gesundheitlichen Vorzüge genießen.

Zügiges Spazierengehen ist eine der besten Trainingsmethoden und entfaltet eine geradezu magische Wirkung. Es kann fast überall und jederzeit von Menschen jeden Alters praktiziert werden, und man braucht dazu keine teuren Trainingseinrichtungen oder Ausrüstungen.

Flotte Spaziergänge haben eine ebenso gute kurzfristige Fitness- und langfristige Gesundheitswirkung wie jedes andere Konditionstraining. Joggen hat enorme gesundheitliche Vorteile, aber regelmäßiges zügiges Spazierengehen bringt den gleichen gesundheitlichen Nutzen, ohne die mit dem Joggen verbundenen körperlichen Belastungen. Beim Joggen landen Sie bei jedem Schritt mit dem Drei- bis Vierfachen Ihres Körpergewichts auf den Füßen. Beim Spazierengehen belasten Sie die Füße nur mit dem Anderthalbfachen Ihres Körpergewichts. Das schont vor allem die Gelenke.

Spazierengehen ist das ideale aerobische Training. Es bringt viel Sauerstoff ins Blut und jede Körperzelle. Wie bei den *Sieben Minuten am Morgen* setzen Sie beim flotten Spazierengehen die großen Muskeln Ihres Körpers ein, die das Blut kraftvoll durch den Körper pumpen und dadurch den Stoffwechsel in Schwung bringen und Sie mit Energie versorgen.

Sportmedizinische Forschungen haben gezeigt, dass Sie auf einem zügigen Spaziergang von sieben Kilometern Länge mehr Fett verbrennen, als wenn Sie diese Strecke, in entsprechend kürzerer Zeit, joggen würden. Flotte Spaziergänge halten Sie fit und helfen Ihnen, Übergewicht zu reduzieren oder Ihr Gewicht zu halten. Übergewicht ist in Amerika und den anderen Industrienationen zu einer richtigen Epidemie geworden. Besonders beunruhigend ist, wie viele Kinder heute bereits übergewichtig sind. Dabei ist Trainings- und Bewegungsmangel eine der Hauptursachen. Regelmäßiges, zügiges Spazierengehen kann viel zur Lösung des Problems beitragen.

Zitate:

»Ich habe zwei Ärzte – mein linkes und mein rechtes Bein.«

George Trevelyan, 1913

»Spazierengehen kommt dem perfekten Fitnesstraining am nächsten.«

Professor J. Morris und
Dr. Adrianne Hardman, 1997

»Ich habe jede Diät unter der Sonne ausprobiert, und ich kann Ihnen sagen, dass es immer an erster Stelle steht, nach daußen ins Freie zu gehen und viele Spaziergänge zu machen.«

Oprah Winfrey

Die gesundheitlichen Vorzüge vom Spazierengehen:

- verbessert die Durchblutung
- sorgt für eine tiefere Atmung
- lindert Depressionen
- stärkt das Immunsystem
- verhütet Diabetes oder hilft, sie unter Kontrolle zu halten
- hilft, das Gewicht zu halten oder Übergewicht abzubauen
- senkt das Herzinfarkt- und Schlaganfallrisiko
- senkt den Blutdruck
- senkt den Cholesterinspiegel und sorgt für bessere Blutfettwerte
- reduziert den Körperfettanteil
- verbessert das seelische Wohlbefinden

- erhöht die Knochendichte und beugt dadurch der Osteoporose vor
- senkt das Darmkrebsrisiko
- senkt das Risiko, an nicht insulinabhängiger Diabetes zu erkranken
- fördert die Beweglichkeit und die Körperkoordination, was vor allem im Alter das Risiko von Stürzen verringert

Zahlreiche Studien belegen, dass Menschen ein Fitnessprogramm dann am ehesten beibehalten, wenn es sich harmonisch in den Alltag integrieren lässt. Das Spazierengehen ist hierfür ideal, denn Sie können es optimal mit den anderen Aktivitäten kombinieren, die Sie ohnehin erledigen müssen. Wenn Sie einmal bewusst nach Gelegenheiten für Spaziergänge Ausschau halten, werden Sie verblüfft sein, wie oft sich das im Alltag anbietet. Hier sind ein paar Beispiele:

- Parken Sie zehn Minuten von Ihrem Ziel entfernt.
- Nehmen Sie statt des Aufzugs die Treppe.
- Gehen Sie zu Fuß zum Mittagessen.
- Machen Sie einen Spaziergang zu einem Park und essen Sie dort Ihr Lunchpaket.
- Unternehmen Sie einen Verdauungsspaziergang.

Obwohl das Spaziergehen an sich schon enorme Vorteile hat, werde ich Ihnen nun eine Form des Gehens vorstellen, die noch mehr Vorzüge bietet und bewirkt, dass Sie aus jedem Schritt den maximalen Nutzen für Ihre Gesundheit und Ihr Glück ziehen. Man nennt es Tai-Chi-Gehen. Und das geht so:

■ Tai-Chi-Gehen

Tai-Chi-Gehen bedeutet nicht, dass Sie herumlaufen und zeitlupenartige, graziöse Tai-Chi-Bewegungen machen oder asiatische Kampfkunstschreie ausstoßen. Wie Sie sehen werden, ist das Tai-Chi-Gehen ein einfacher, wirkungsvoller Weg, wie Sie Ihren Atem nutzen können, um Ihr Lungenvolumen zu vergrößern und geistige Konzentration zu üben, während Sie ganz normal spazieren gehen.

Praktizieren Sie dieses Tai-Chi-Gehen drei- bis viermal pro Woche für ungefähr zwanzig bis dreißig Minuten. Wie gesagt, können Sie fast überall einen zügigen Spaziergang machen – einmal um den Block, die Straße hinunter, in der Nähe Ihrer Arbeitsstätte, am Strand oder dort, wo ich selbst am liebsten spaziere: im Wald. Nehmen Sie sich, wo immer Sie gerade sind, ein wenig Zeit, um diese das Leben verschönernde und verlängernde Übung zu praktizieren.

1. Finden Sie ein Schritttempo. Wählen Sie eine Geschwindigkeit, die Ihnen angenehm ist – nicht zu langsam und nicht zu schnell. Das Gehen soll sich kraftvoll und belebend anfühlen.

2. Schwingen Sie beim Gehen mit den Armen. Das aktiviert die Muskeln im Oberkörper. Durch den Armeinsatz wird das Gehen kraftvoller und müheloser.

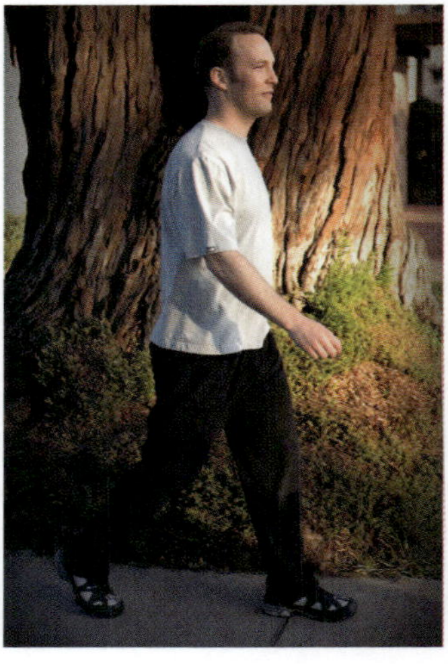

3. Atmen Sie durch die Nase ein und aus. Die Atmung soll tief, rhythmisch und kräftig, aber nicht zu schnell sein. Atmen Sie langsam, denn das ist besonders wirkungsvoll. Wenn Sie durch die Nase ein- und ausatmen, stärkt das die Lunge, filtert die Luft, stimuliert die Ausschüttung von Endorphinen und steigert Ihre Energie. Wenn Sie zwischendurch das Gefühl haben, außer Atem zu kommen, atmen Sie durch den Mund aus und gehen Sie etwas langsamer. Fahren Sie dann wieder fort, tief durch die Nase ein- und auszuatmen. Sie sollten den Atem in der Kehle spüren, beim Ein- und beim Ausatmen. Im Tai-Chi nennt man das »Den Atem des Tigers«. Auch im Yoga wird diese Atmung häufig eingesetzt, dort heißt sie Ujai-Atmung (Siehe Seite 135, Vorteile von Atemübungen). Diese Form der kraftvollen Atmung unterscheidet das Tai-Chi-Gehen von einem normalen Spaziergang.

4. Tai-Chi-Gehen ist außerdem eine Form der Meditation. Es hilft Ihnen, sich auf den gegenwärtigen Augenblick zu konzentrieren. Ihre Aufmerksamkeit ist dann ganz auf das Hier und Jetzt gerichtet, nicht auf die Vergangenheit oder die Zukunft. Das ist eine gute Methode, Ihren Geist zu reinigen und alte Denkgewohnheiten abzulegen. So ziehen Sie auch psychologischen Nutzen aus Ihrem körperlichen Fitnessprogramm. Diese Konzentration auf den gegenwärtigen Augenblick und Ihre momentane Umgebung ist ein weiterer einzigartiger Aspekt des Tai-Chi-Gehens und wird sich ganz anders anfühlen, als wenn Sie bei einem Spaziergang die Gedanken einfach nur wandern lassen.

5. Sich voll auf die Gegenwart zu konzentrieren, kann manchmal eine echte Herausforderung sein. Am einfachsten gelingt es,

wenn Sie dazu Ihre Sinne benutzen. Beginnen Sie mit dem Sehsinn. Achten Sie auf das, was Sie sehen. Blicken Sie nicht angestrengt. Nehmen Sie einfach auf, was in Ihr Blickfeld kommt – den blauen Himmel, Wolken, das Meer, die Bäume, Autos, Menschen. Richten Sie Ihre Aufmerksamkeit voll auf Ihre visuellen Eindrücke. Behalten Sie das für drei bis vier Minuten bei.

6. Stimmen Sie sich nun auf Ihren Gehörsinn ein. Achten Sie darauf, was Sie hören – die Vögel, den Wind, den Rhythmus Ihrer Füße. Verankern Sie sich durch konzentriertes Hören im gegenwärtigen Augenblick. Konzentrieren Sie sich drei bis vier Minuten lang auf Ihren Gehörsinn.

7. Nun kommt der Tastsinn an die Reihe. Beobachten Sie Ihre kinästhetischen Eindrücke – die Berührung zwischen Fußsohlen und Boden, die Luft, die Sie ein- und ausatmen, der Wind, der Ihnen durchs Haar streicht, die Wärme der Sonne auf Ihrem Gesicht, die Luftbewegung zwischen Ihren Fingern. Bringen Sie Ihren Geist in den gegenwärtigen Augenblick, indem Sie Ihren körperlichen Empfindungen nachspüren. Tun Sie auch dies drei bis vier Minuten lang.

8. Nachdem Sie die Sinneswahrnehmungen getrennt haben, versuchen Sie nun, alle Sinne bewusst gleichzeitig wahrzunehmen. Das kann anfangs schwierig sein, doch mit etwas Übung werden Sie eine wundervolle Ausdehnung Ihrer Gegenwarts-Wahrnehmung erleben. Öffnen Sie Ihren Geist und beobachten Sie Farben, Formen, Töne und Tastempfindungen gleichzeitig. Das geht nur, wenn Sie sich entspannen und zulassen, dass Ihr Geist so klar wird wie ein stiller Bergsee.

9. Jedes Mal wenn Ihre Aufmerksamkeit zu wandern beginnt, lenken Sie sie wieder zu Ihrer Atmung und Ihren unmittelbaren Sinneseindrücken zurück.

10. Praktizieren Sie diese bewusstseinserweiternde Atem- und Gehübung ungefähr 20 Minuten lang.

Der Atem – Brücke zwischen Geist und Körper

Wenn wir bewusst mit dem Atem arbeiten, hat das viele Vorteile. Die Art, wie Sie atmen, beeinflusst unmittelbar Ihre Lebensqualität. Ihr ganzes Wohlbefinden hängt entscheidend davon ab. Denken Sie daran, wie Menschen atmen, wenn sie traurig sind oder weinen. Sie atmen kurz und keuchend ein und mit abgehackten Schluchzern aus. Ist jemand wütend, atmet er in der Regel schnell und flach ein und lang und heftig aus. Wenn wir unter Stress stehen, kann die Atmung so flach werden, dass sie kaum noch wahrnehmbar ist. Andererseits, wenn ein Mensch sich gut fühlt, ist seine Atmung ruhig, tief und gleichmäßig. Das Faszinierende an Atemübungen ist, dass dieser Zusammenhang auch andersherum besteht: Wenn Sie bewusst Ihre Atmung verändern, ändert sich dadurch auch Ihr Gefühlszustand.

Machen Sie folgendes Experiment: Schauen Sie nach oben, atmen Sie wirklich tief ein, sodass Bauch, Rippen und Brust gut mit Luft gefüllt sind. Lächeln Sie und sagen Sie laut: »Ich bin so deprimiert.« Vermutlich werden Sie lachen müssen und sich ziemlich seltsam vorkommen. Das Interessante daran ist die Erkenntnis, dass es nahezu unmöglich ist, sich deprimiert zu fühlen, wenn man tief atmet und eine aufrechte Haltung mit geweiteter Brust einnimmt. Es wurde einmal ein ausgezeichnetes wissenschaftliches Experiment zum Thema Depressionen durchgeführt. Dabei nahm eine Gruppe von Versuchspersonen Antidepressiva, eine Vergleichsgruppe dagegen musste nichts weiter tun, als während des Tages zwischendurch immer wieder nach oben zu schauen, zu lächeln und tief durchzuatmen. Bei der Gruppe, die lediglich eine aufrechte Körperhaltung eingenommen und tief geatmet hatte, zeigten sich größere Heilungserfolge als bei den Versuchspersonen, die medikamentös behandelt worden waren. Unsere Körperhaltung hat einen großen Einfluss darauf, wie wir uns fühlen. Wenn Sie sich besser fühlen möchten, atmen Sie tiefer und lächeln Sie mehr! Denken Sie daran, dass Ihre Atmung Ihr Denken und Fühlen widerspiegelt. Sie ist die Brücke zwischen Geist und Körper.

Die Atmung setzt die vitalen Lebensenergien frei. Atmen Sie tief ein, um Inspiration zu tanken und mehr Lebensfreude zu entwickeln. Atmen Sie vollständig aus, um Altes, unnütz Gewordenes aus Ihrem Körper auszuscheiden. Dieser Vorgang erfrischt Körper und Geist in jedem Augenblick und reinigt Ihr System von stagnierenden Emotionen und Gedanken. Mit jedem neuen Atemzug öffnen Sie sich für neue Möglichkeiten. Wenn wir nicht wirklich tief einatmen können, schotten wir uns in psychischer Hinsicht von neuen Erfahrungen ab, sperren uns gegen das Abenteuer des Lebens und gegen unsere eigene Kreativität. Wenn wir nicht wirklich vollständig ausatmen können, klammern wir uns an die Vergangenheit und sind unfähig, uns von alten emotionalen Schmerzen und Verletzungen zu lösen. Zu atmen heißt, lebendig zu sein. Und wenn wir tiefer atmen, tauchen wir intensiver ins Leben ein.

Sagen Sie sich, dass Ihr Atem Ihnen Vitamin S liefert – Sauerstoff, den wichtigsten Nährstoff für Ihren Körper.

Vorteile einer tiefen Atmung

1. Energetisiert Körper und Geist.
2. Versorgt die Zellen mit genügend Sauerstoff für eine optimale Funktion.
3. Löst Muskelverspannungen.
4. Unterstützt das Lymphsystem bei der Reinigung des Blutes.
5. Entgiftet das Blut.
6. Massiert die inneren Organe, wodurch diese besser arbeiten.
7. Vergrößert unser Lungenvolumen, was uns vitaler macht.
8. Beruhigt den Geist.
9. Verbessert die Kommunikation zwischen Bewusstsein und Unterbewusstsein.
10. Dient als Brücke zwischen Körper und Geist und ermöglicht so Harmonie und spirituelle Entwicklung.
11. Fördert Gesundheit und Heilung.
12. Verbessert die Kommunikation zwischen linker und rechter Gehirnhälfte. Mit anderen Worten, beide Gehirnhälften werden gleichzeitig stimuliert.
13. Harmonisiert unser Nervensystem und reduziert Stress.
14. Steigert unsere allgemeine Vitalität.
15. Vertieft die Meditation.
16. Erweitert unser Bewusstsein.

Eine chronisch zu flache Atmung beraubt uns unserer Energie und macht uns anfällig für Stress, was zu erhöhter Muskelanspannung führt. Die meisten von uns sind sich gar nicht bewusst, dass ihre Atmungsorgane chronisch verengt sind. Nach Auffassung von Medizinern ist der daraus resultierende Sauerstoffmangel Hauptursache von 1,5 Millionen Herzattacken pro Jahr.

Durch flache Atmung kommt es zu einer Unterversorgung des Blutes, der Organe, Muskeln und Drüsen und generell aller Körperzellen mit Sauerstoff. Tiefes Atmen entlastet das Herz. Tiefe Zwerchfellatmung wirkt wie eine zusätzliche Pumpe, die für eine effizientere Blutverteilung im Körper sorgt. Eine flache, gehemmte Atmung überanstrengt das Herz, unterversorgt das Gehirn (15 bis 20 Prozent des Sauerstoffs dienen zur Versorgung des Gehirns), schwächt das Immunsystem, löst Krankheiten aus und führt zu vorzeitiger Alterung. Viele schwere Erkrankungen sind auf chronischen Sauerstoffmangel infolge chronisch flacher Atmung zurückzuführen. Durch Sauerstoffmangel sammeln sich Toxine im Blut an, die dann ständig im Körper zirkulieren. Dr. Otto Warburg, ein Mediziner, der für seine Forschungen auf dem Gebiet der Krebserkrankungen zweimal den Nobelpreis erhielt, führte die Entstehung von Krebs auf eine einzige Ursache zurück, nämlich die Ersetzung der normalen Sauerstoffregeneration in den Körperzellen durch eine Sauerstoffmangelrespiration. Tiefes Atmen bringt mehr Sauerstoff in die Zellen. Das ist einer der wichtigsten Faktoren für ein kraftvolles Leben frei von Krankheiten.

Dr. Warburg sagte: »Wenn die Zellen genug Sauerstoff erhalten, kann und wird kein Krebs entstehen.«

Sauerstoff ist unser wichtigstes Lebensmittel, der Treibstoff, der unseren Körperstoffwechsel aufrechterhält – alles, von der Verdauung und Assimilation bis zur Hormonproduktion und den zahlreichen Gehirnfunktionen, hängt von ihm ab.

Mundatmung kontra Nasenatmung

Im Qigong gibt es das Sprichwort: »Der Mund ist zum Essen da und die Nase zum Atmen.« Das klingt vernünftig, aber dennoch saugen die meisten Menschen die Luft durch den Mund ein, und die erstaunlichen Gesundheitsfähigkeiten der Nase bleiben ungenutzt. Die Nase ist unser wichtigstes Abwehrorgan gegen Krankheitserreger und Staub, die sonst über die Lunge in den Körper gelangen. Die Nase verfügt über Bakterien bekämpfende Drüsen, Schleimhäute und Tausende von Filterhaaren, um den Körper zu schützen. Der Mund hat keine dieser Schutzeinrichtungen, sodass, wenn wir durch ihn atmen, alles Schädliche ungehindert in die Lunge gelangt.

Bei der Mundatmung neigen wir dazu, nur die Brust mit Luft zu füllen. Bei der Nasenatmung dringt der Atem auf natürliche Weise tiefer in den Körper. Atmen Sie einmal probeweise tief durch den Mund ein und beobachten Sie, wo Sie die Ausdehnung spüren. Atmen Sie nun langsam und tief durch die Nase ein. Haben Sie gespürt, wie der Atem tiefer in den Körper gezogen wird und der Unterbauch sich ausdehnt, wenn Sie durch die Nase einatmen? Bei der Nasenatmung setzen wir das Zwerchfell ein, was die natürlichste, gesündeste Art zu atmen ist. Schauen Sie, wie Säuglinge und kleine Kinder atmen: Ganz natürlich dehnen sich bei ihnen Bauch und Rippen.

Obwohl die Lunge ein maximales Fassungsvolumen von etwa 5000 Millilitern hat, nimmt der durchschnittlich atmende Mensch mit einem Atemzug nur etwa 500 Milliliter Luft auf. Aber wir können lernen, viel mehr Luft einzuatmen, als wir es normalerweise tun. Mit den richtigen Atemtechniken können wir unsere Atemkapazität nahezu verdoppeln und so mit jedem Atemzug die zweifache Menge Energie aufnehmen.

Wie gut unsere Körperzellen funktionieren, hängt von der Qualität unserer Atmung ab. Atmen ist der Tanz des Lebens, der alle Lebewesen in einem symbiotischen Lebenserhaltungssystem miteinander verbindet. Wir leben von dem Sauerstoff, den die Pflanzen ausatmen. Pflanzen leben von dem von uns ausgeatmeten Kohlendioxid. Mit jedem Atemzug wird unsere wechselseitige Abhängigkeit von unserer

Umwelt offenbar. Wir leben in einem Ozean aus Energie. Das Leben bietet jedem von uns eine volle Portion Vitalität. Wozu sich also durch flache Atmung von dieser reichen Lebenskraft abschneiden? Warum wollen Sie nur gerade so viel atmen, dass Sie am Leben bleiben, wo Sie doch tief genug atmen könnten, um wirklich aufzublühen und optimal zu gedeihen?

Atem-Energie – die Wellen-Methode

Denken Sie an eine sanfte Meeresbrandung, die an den Strand wogt. Das Wasser rollt herein, verharrt einen Moment und kehrt dann wieder in den Ozean zurück. Zwischen der ankommenden und ablaufenden Brandung gibt es eine Pause – einen Moment der Stille, ehe die nächste Bewegung einsetzt. So sollten wir atmen, im Rhythmus der Wellen am Strand.

Wie Sie gleich erleben werden, bewegt sich der Atem durch den ganzen Rumpf wie eine Welle im Ozean. Die Atembewegung beginnt im Unterbauch, steigt dann hinter den Rippen nach oben und erreicht ihren Höchststand in der Brust. Beim Ausatmen sinkt die Welle wieder nach unten – aus der Brust vorbei an den Rippen bis hinab in den Bauch. Probieren Sie es selbst aus.

1. Setzen Sie sich entweder mit geradem Rücken hin oder legen Sie sich auf einer bequemen Unterlage auf den Rücken. Nach Möglichkeit sollten Sie im Sitzen üben, weil Sie dann wacher und konzentrierter bleiben, aber im Liegen funktioniert es auch gut.

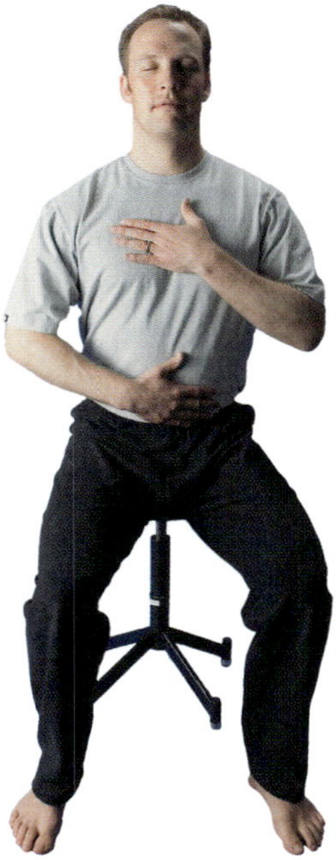

2. Legen Sie Ihre rechte Hand auf den Nabel und die linke Hand auf Ihr Brustbein, ins Zentrum der Brust.

3. Atmen Sie durch die Nase tief ein. Fühlen Sie, wie sich zuerst der Unterbauch ausdehnt.

4. Lassen Sie dann den Atem hinter den Rippen nach oben steigen.

5. Atmen Sie weiter ein, bis die Atemwelle Ihre auf der Brust liegende Hand erreicht.

6. Atmen Sie durch die Nase aus.

7. Fühlen Sie, wie der Atem sich entspannt und von der Brust abwärts rollt.

8. Lassen Sie die Ausatmungsbewegung hinter den Rippen abwärts fließen.

9. Am Ende des Ausatmens pressen Sie den Atem vollständig heraus, indem Sie zulassen, dass der Bauch sich nach innen wölbt, in Richtung Wirbelsäule.

10. Machen Sie auf dem Höhepunkt des Einatmens eine kleine Atempause von ein oder zwei Sekunden.

11. Auch am Ende des Ausatmens machen Sie eine kleine Pause von ein bis zwei Sekunden.

12. Eine solche Atempause ist wie das kurze Innehalten der Meereswellen am Strand. Sie erzeugt seelisches Gleichgewicht und bringt dem Körper Energie.

13. Atmen Sie weiter auf diese tiefe, wogende Weise.

14. Machen Sie mindestens sieben solcher tiefen Atemzüge. Die wohltuende Wirkung wird sich fast augenblicklich einstellen. Wenn Sie sich für diese Übung sieben Minuten Zeit nehmen können, ist das natürlich noch besser.

Die richtige Ernährung – gründlicher kauen, weniger essen, länger leben, schlanker werden und bleiben

Von Low Fat bis Low Carb – es sind unzählige Diäten und Ernährungsbücher auf dem Markt, in denen eine Vielzahl unterschiedlicher Methoden und Ernährungsprogramme angepriesen wird. In diesem Kapitel möchte ich Ihnen eine erfrischend andere Perspektive nahe bringen: Es kommt nicht nur darauf an, was Sie essen, sondern auch, *wie* Sie essen. Schauen wir uns einmal gemeinsam an, wie wichtig der Vorgang des Essens für Stoffwechsel, Vitalität und Nährstoffversorgung ist. Je besser Ihre »Esstechnik« ist, desto weniger müssen Sie sich Sorgen darüber machen, was Sie essen. So, wie wir Informationen darüber brauchen, was wir essen sollen, ist es auch wichtig, dass wir wissen, wie der eigentliche Vorgang des Essens unseren Stoffwechsel beeinflusst.

Es gibt eine Menge Gründe, um zu essen – Geschmack, gesellschaftliche Verpflichtungen, weil Ihre Mutter es Ihnen gesagt hat und, natürlich, weil Sie hungrig sind. Was auch immer Ihre Gründe sein mögen, der eigentliche Zweck des Essens besteht darin, unseren Körper mit Energie zu versorgen. In diesem Kapitel geht es darum, wie wir unser Essen mehr genießen können und zugleich mehr Energie aus den Speisen gewinnen, die wir essen.

Allein im letzten Jahrzehnt haben Ernährungsberater, Ärzte und Diät- und Gesundheits-»Experten« Hunderte von Büchern geschrieben, in denen die unterschiedlichsten Ernährungstheorien und -empfehlungen präsentiert worden sind. Lassen Sie uns einige universelle Empfehlungen für gesunde Ernährung hervorheben, um dann einen erfrischenden Blick darauf zu werfen, wie wir unseren Körper mit Energie versorgen – wie wir essen.

Hier sind einige allgemein anerkannte, dem gesunden Menschenverstand entsprechende **Ernährungstipps**:

- Ernähren Sie sich von einer ausgewogenen Kombination aus Protein, komplexen Kohlenhydraten und gesunden Fetten.
- Essen Sie eher komplexe Kohlenhydrate, also braunen Reis und Vollkorngetreide (z. B. Vollkornbrot), als einfache Kohlenhydrate (weißer Reis, Weißbrot).
- Essen Sie frisches Obst und Gemüse aus Bioanbau.
- Essen Sie nicht zu viel.
- Essen Sie nur, wenn Sie hungrig sind.

- Essen Sie möglichst wenig Junkfood und industriell erzeugte Nahrungsmittel.
- Trinken Sie täglich viel reines, klares Wasser.
- Versorgen Sie sich mit essentiellen Fettsäuren, indem Sie Fisch und Nüsse essen.
- Trinken Sie grünen Tee.
- Nehmen Sie mit der Nahrung möglichst viele Antioxidantien auf, die vor allem in frischem Obst, Gemüse, Hülsenfrüchten, Kräutern und Gewürzen enthalten sind.

Aus gutem Grund beschäftigen sich viele Menschen geradezu obsessiv mit Diäten. Übergewicht verkürzt das Leben, raubt uns Energie und kann unsere Gesundheit ruinieren. Doch unser Gewicht, unser Gesundheitszustand und unser Energielevel hängen nicht nur davon ab, welche Nahrungsmittel wir zu uns nehmen. Wie kommt es, dass über 80 Prozent aller Diäten nicht funktionieren und die verlorenen Pfunde meist schon innerhalb eines Jahres wieder zurückkehren?

Es gibt viele Gründe, warum Diäten versagen – manche Diäten lassen sich nur schwer in den Alltag integrieren, manche schränken unsere Nahrungsauswahl stark ein und sind nicht auf Dauer anwendbar, andere nehmen zu wenig Rücksicht auf die unterschiedlichen individuellen Bedürfnisse.

Angesichts dieser vielen Diätmisserfolge möchte ich Ihnen eine erfrischend einfache taoistische Lösung vorstellen, mit der Sie Gewicht verlieren und gesund werden können: Kauen Sie mehr.

Statt immer neue Ernährungsempfehlungen und Diäten auszuprobieren, befolgen Sie diesen einfachen Rat, mehr zu kauen. Die meisten von uns kauen ihre Nahrung im Schnitt nur siebenmal, ehe sie heruntergeschluckt wird. Im ganzen Rest dieses Buches ist die Sieben eine magische Zahl, aber hier ist sie eindeutig fehl am Platz. Würden wir jeden Bissen 20- bis 30-mal kauen, würde sich dadurch unsere durchschnittliche Kalorienzufuhr von über 3000 auf 2000 Kalorien pro Tag verringern. Und wir würden von weniger Essen satt werden. Wenn wir mehr kauen, kann die Verdauung schon im Mund beginnen, wodurch der ganze Verdauungsapparat besser auf die Assimilation der Nahrung vorbereitet wird.

Die taoistische Empfehlung für gesundes Essen lautet: »Trinke deine Nahrung.« Damit ist gemeint, dass Sie Ihr Essen so gründlich kauen sollen, dass es schon im Mund flüssig wird. Dann können die Verdauungsenzyme im Speichel damit beginnen, die Nahrung aufzuspalten. Wenn die Speisen anschließend in den Magen gelangen, ist die Arbeit bereits teilweise getan. Auf diese Weise gewinnen wir mehr Nährstoffe und Energie aus unserer Nahrung. Auch arbeiten die inneren Organe besser, weil der ganze Verdauungsprozess effizienter wird.

Mehr zu kauen bedeutet, langsamer zu essen. In der Regel stellt sich nach etwa 20 Minuten ein Sättigungsgefühl ein. Wenn Sie also Ihre Mahlzeit hinunterschlingen, werden Sie fast immer zu viel essen. Wenn Sie langsamer essen, können Sie die Mahlzeit mehr genießen und verzehren trotzdem weniger. Auch regt gründliches Kauen den Stoffwechsel an, sodass Sie mehr Fett verbrennen.

■ Kau-Meditation

Bei dieser Übung kauen Sie Ihr Essen ungefähr 20- bis 30-mal. Konzentrieren Sie sich dabei ganz auf den Vorgang des Kauens und darauf, wie das Essen schmeckt und wie es sich im Mund anfühlt. Es ist wichtig, dass Sie nicht gleichzeitig anderen Aktivitäten nachgehen, wie Fernsehen, Autofahren oder Lesen. Natürlich kann man auch während dieser Tätigkeiten essen, aber es ist besser, wenn Sie Ihre Aufmerksamkeit ausschließlich dem Essen widmen. Achten Sie genau auf jeden Bissen. Auf diese Weise bewusst gegessene Nahrung ist bekömmlicher, und die Wahrscheinlichkeit, dass Sie zu viel essen, wird geringer.

1. Setzen Sie sich in Ruhe zum Essen hin.
2. Atmen Sie ein paar Mal tief durch.
3. Nehmen Sie einen wohlschmeckenden Bissen in den Mund.
4. Kauen Sie 20- bis 30-mal.
5. Genießen Sie.
6. Achten Sie darauf, wie sich das Essen im Mund anfühlt.
7. Achten Sie auf die Geschmacksnuancen und Aromen.
8. Sagen Sie sich, dass das, was Sie essen, Ihren Körper mit Energie und Vitalität versorgen wird.

Wasser – die inneren Reserven auffüllen

Wenn wir genug Wasser trinken, hat das eine geradezu magische Wirkung auf unsere Gesundheit. Wasser trinken wirkt so einfach, so banal, dass viele von uns gar nicht merken, was ihnen da entgeht. Wasser ist die Quelle, aus der die Lebenskraft hervorsprudelt. Wir stammen aus dem Wasser und sind buchstäblich aus ihm gemacht. Die Taoisten haben immer schon betont, wie wichtig Wasser für Gesundheit und Vitalität ist.

Von der Empfängnis bis zur Geburt vollzieht sich unsere Entwicklung als Menschen in einem Meer aus Fruchtwasser. Unser sich entwickelnder Fötus besteht anfangs zu 99 Prozent aus Wasser. Bei der

Geburt bestehen wir noch zu 80 Prozent aus Wasser. Mit fortschreitendem Alter sinkt der Wasseranteil unseres Körpers. Die meisten Erwachsenen bestehen zu ungefähr 70 Prozent aus Wasser. Unser Gehirn hat einen Wasseranteil von 80 Prozent, und selbst unsere festen Knochen bestehen noch zu 25 Prozent aus Wasser. Im Körper alter Menschen sinkt der Wasseranteil auf 50 Prozent und kann durch Krankheiten noch weiter zurückgehen.

Im Alter lässt oft die Beweglichkeit nach, was unsere Lebensqualität sehr beeinträchtigen kann. Wenn Sie Ihren Körper jugendlich erhalten möchten, ist es entscheidend, dass Sie beweglich bleiben, indem Sie die *Sieben Minuten* praktizieren und für ausreichende Flüssigkeitszufuhr sorgen.

Alle Körperfunktionen benötigen ausreichend Wasser. Die Zellen können nur gesund bleiben, wenn sie ihre tägliche Ration Wasser erhalten. Nur wenn genug Flüssigkeit im Organismus vorhanden ist, können Hormone (die Botenstoffe des Körpers) und Nährstoffe an die richtigen Stellen transportiert werden. Chronischer Flüssigkeitsmangel führt überall im Körper zu Problemen – in den einzelnen Zellen ebenso wie in Muskeln und Knochen, in den inneren Organen und dem Gehirn.

In vielen wissenschaftlichen Studien wurde ein Zusammenhang zwischen Flüssigkeitsmangel und Depressionen, chronischer Müdigkeit, Fibromyalgie, Geschwüren, Kopfschmerzen, Asthma, Allergien, Bluthochdruck, gestörter Leberfunktion, Harnwegsinfekten, Verstopfung, Mundgeruch und Übergewicht festgestellt. Sicher ist Ihnen auch schon aufgefallen, dass die Ärzte bei nahezu jeder Erkrankung empfehlen, reichlich Wasser zu trinken.

Wasser ist die preiswerteste Medizin. Chronischer Flüssigkeitsmangel bringt uns gesundheitlich auf eine Abwärtsspirale. Zum Beispiel wird dann Wasser aus verschiedenen Körperregionen umgeleitet, etwa aus dem Gelenkknorpel zu den inneren Organen, was Schmerzen und Steifigkeit in den Gelenken nach sich zieht. Die Gelenkschmerzen hindern uns daran, unseren Körper ausreichend zu bewegen und zu trainieren. Dadurch werden wir zu einer sitzenden Lebensweise gezwungen, werden übergewichtig und träge.

Wasser ist die einzige Flüssigkeit, die innere Austrocknung wirklich verhindern kann. Limonade, Tee oder eine Tasse Kaffee können kein Glas Wasser ersetzen, sondern haben sogar eine leicht dehydrierende Wirkung. Wenn Sie Ihren Durst hauptsächlich mit Getränken wie Kaffee oder Limonade stillen, kann das zu Flüssigkeitsmangel führen. Reines Wasser ist die beste Flüssigkeitszufuhr für unseren Körper.

Die Taoisten empfehlen nicht nur, »das Essen zu trinken«, sondern auch, »die Getränke zu kauen«. Damit ist gemeint, dass wir sie wirklich schmecken und darüber meditieren sollen, wie sie unseren Körper reinigen und uns Leben und Energie spenden. Fühlen Sie, während Sie trinken, wie das Wasser zu Ihrem Körper wird – sich in Zellen, Organe, Muskeln und Knochen verwandelt.

Warme Getränke kontra gekühlte Getränke

In der chinesischen Medizin wird davon abgeraten, kalte Getränke zu trinken. Ich möchte Ihnen nicht das eisgekühlte Glas Wasser oder ein kühles Bier an einem warmen Sommerabend ausreden, aber es gibt gute Gründe, nach Möglichkeit dafür zu sorgen, dass Getränke Zimmertemperatur haben. Kalte Getränke rauben unseren Verdauungsorganen Energie, weil sie im Körper aufgewärmt werden müssen. Alles, was Sie essen oder trinken, wird auf Körpertemperatur angewärmt. Wenn Sie Getränke trinken, die bereits auf Zimmertemperatur oder noch stärker erwärmt sind, machen Sie es damit Ihrem Körper leichter. Wenn es draußen heiß ist, können Sie mehr gekühlte Getränke konsumieren, ohne dass es einen nachteiligen körperlichen Effekt hat. Bei kaltem Wetter ist es umso wichtiger, dass Sie warme Getränke trinken. Versuchen Sie Folgendes: Trinken Sie zu den Mahlzeiten warmes Wasser mit Zitronensaft oder Tee anstelle von gekühlten Getränken und schauen Sie, wie Sie sich anschließend fühlen. Versuchen Sie, wenigstens zu einer Ihrer täglichen Mahlzeiten etwas Warmes zu trinken.

Ein einfacher Weg, für ausreichend Flüssigkeitszufuhr zu sorgen

Ihr Körper benötigt mindestens sechs bis acht Viertelliter-Gläser Wasser am Tag. Kaffee, Tee oder Limonade sind dabei nicht mit eingerechnet. Diese Getränke haben eine austrocknende Wirkung. Wenn Sie Kaffee trinken, ist es eine gute Idee, ein zusätzliches Viertelliter-Glas Wasser zu trinken, um die Wirkung des Kaffees auszugleichen. Der beste Zeitpunkt für ein Glas Wasser ist eine halbe Stunde vor den Mahlzeiten. Wenn Sie während der Mahlzeit zu viel trinken, werden die Verdauungsenzyme zu sehr verdünnt, was die Verdauung erschwert. Und schließlich, wie bereits erwähnt, ist es besser, während des Essens warme Getränke in kleinen Schlucken zu trinken, statt eiskalte Getränke hinunterzustürzen.

Meditation – die Rückkehr zur Mitte

Wenn sie von Meditation hören, denken manche Menschen an einen alten Mann, der mit Lendenschurz und langem Bart unter einem Baum sitzt und nach Erleuchtung strebt. Andere glauben, Meditation sei langweilig, eine unpraktische Zeitverschwendung, die nicht in unsere moderne Welt passt. Was immer Sie zu dem Thema denken, ich möchte gerne Ihre Neugierde wecken und Ihnen die zahlreichen und überaus praktischen Vorteile nahebringen, die Meditation für Ihr tägliches Leben haben kann. In diesem Kapitel werde ich Ihnen zeigen, wie Sie die Meditation zu einer Ihrer lohnendsten und gesündesten Alltagsaktivitäten machen können. Außerdem werde ich Ihnen eine einfache Sieben-Minuten-Meditation vorstellen.

Stellen Sie sich Meditation als einen »Miniurlaub« vor, eine Erholungspause inmitten unserer schnelllebigen, reizüberfluteten, emotional belastenden Welt. Sie ist eine Reise, eine innere Reise, bei der Sie Frieden, Ausgeglichenheit und tiefe Entspannung finden.

In der Meditation erkunden Sie Ihr inneres Potenzial. Wir alle wünschen uns mehr Energie, eine bessere Gesundheit, mehr Erkenntnis, Freude und Erfüllung. Diese Qualitäten existieren bereits. Sie müssen sie sich nicht erst erschaffen. Meditation ist eine Übungspraxis, mit der Sie innerlich zur Ruhe kommen und in Ihre seelische Mitte finden. Sie ist ein natürliches Heilmittel, eine Form der Entspannung, von der Ihr Körper-Geist-System auf vielfältige Weise profitiert.

Wie fast überall in diesem Buch möchte ich auch in diesem Kapitel nicht näher auf die Geschichte oder die unzähligen Meditationstechniken eingehen, die im Lauf der Jahrhunderte entwickelt wurden. Vielmehr geht es mir darum, eine praktische, alltagstaugliche Methode herauszufiltern, die Ihnen mehr Energie schenkt und Stress abbaut – ganz einfach und unkompliziert.

Die Meditation bietet Dutzende wissenschaftlich erwiesener Vorzüge. Die alten östlichen Traditionen lehren, dass die wahre Ursache für Leiden und Stress nicht in dem liegt, was Ihnen im Leben widerfährt, sondern darin, wie Ihr Geist darauf reagiert.

Im Osten nennt man das ständige innere Geplapper unserer Gedanken oft den »Affen-Geist«. In dieser Analogie wird unser Geist mit einem Affen verglichen, der aufgeregt von Ast zu Ast hüpft – von Idee zu Idee, von Plan zu Plan, von dieser Erinnerung zu jener, von Gedanke zu Emotion –, ohne jemals zur Ruhe zu kommen. Diese mentale Turbulenz lässt nur wenig Raum für Kreativität und intuitives Denken. Tatsächlich hat die Psychologie herausgefunden, dass 95 Prozent der Gedanken, die wir heute denken, die gleichen sind wie am Tag davor. Meditation führt uns über die gewohnheitsmäßigen Denkmuster hinaus und öffnet unser Bewusstsein für das höhere Potenzial, das wir alle in uns tragen.

Die Geist-Körper-Medizin bestätigt das, was die Taoisten und Yogis uns seit Jahrtausenden sagen – Ihr Körper und Ihr Geist bilden ein nahtloses, untrennbares Ganzes. Wenn Ihre Gedanken wie der sprichwörtliche Affe von Sorge zu Sorge springen, reagiert Ihr Körper darauf, indem er sich anspannt und verkrampft. Mit der Zeit führt diese ständige Anspannung zu Stagnation im Energiefluss, was schließlich Schmerzen und Krankheiten nach sich zieht.

Meditation ist einfach, erfordert aber Disziplin. Geistige Ruhe ist etwas sehr Flüchtiges und schwer Greifbares, als wollten wir Wasser festhalten, das uns durch die Finger rinnt.

Durch unser *Sieben Minuten*-Übungsprogramm werden wir täglich daran erinnert, wie wir unseren Körper und Geist mit heilender Lebensenergie versorgen können, indem wir Verbindung zu unserem tieferen Selbst aufnehmen. Und die Wissenschaft hat wieder und wieder nachgewiesen, dass diese lebenspendende Energie die Selbstheilungskräfte unseres Körpers mobilisiert, unser Immunsystem stärkt und auf natürliche Weise Erneuerungsprozesse im Körper möglich macht.

Seit Jahrtausenden wird die Meditation dazu eingesetzt, die Körper und Geist innewohnenden angeborenen Heilkräfte zu mobilisieren. Wenn wir es dem Körper ermöglichen, in einen tiefen Entspannungszustand zu gelangen, und unser Geist zu Ruhe und Klarheit findet, kehrt unser ganzes System in ein harmonisches Gleichgewicht zurück. Meditation ist konzentrierte Entspannung, die dynamische Balance zwischen Ruhe und kraftvoller, aktiver Energie.

Warum sollen Sie sieben Minuten Ihrer knapp bemessenen freien Zeit damit verbringen, Ihren Geist zu beruhigen und tief zu atmen? Schließlich könnten Sie in dieser Zeit Gewichte stemmen, auf einem Laufband joggen oder im Internet surfen.

Hier sind *sieben gute Gründe*:

- **Verjüngung des Körpers:** Meditation senkt den Blutdruck und reduziert Stress und Muskelanspannung.

- **Geistige Ruhe:** Ein unruhiger Geist erzeugt unvermeidliche emotionale Turbulenzen und körperlichen Stress. Wenn der Geist in der Meditation zur Ruhe kommt, sich entspannt und öffnet, verschwindet der Stress.

- **Bewusstheit für den gegenwärtigen Augenblick:** Sie bekommen ein Gefühl für die Schönheit im Hier und Jetzt, steigen für eine kleine Weile aus dem hektischen Alltagsbetrieb aus. Dadurch finden Sie zu mehr Erfüllung und innerer Harmonie.

- **Bessere zwischenmenschliche Beziehungen:** Meditation kann Ihnen helfen, sich stärker und auf positive, sinnerfüllte Weise mit anderen verbunden zu fühlen.

- **Erleben des Energieflusses:** Meditation hilft Ihnen, einen Sinn in Ihrem Leben zu finden. Das Leben fließt müheloser dahin und macht mehr Freude.

- **Inneres Gleichgewicht:** Meditation verhilft Ihnen zu einer besseren Zentrierung und Erdung. Das Leben kann chaotisch, stressig und voller Veränderungen sein. Meditation ist ein Gegenmittel, das Ihnen hilft, inmitten des Chaos Harmonie zu finden.

- **Leistungssteigerung:** Es ist wissenschaftlich belegt, dass eine einfache tägliche Meditationspraxis zu klarerer Umweltwahrnehmung, mehr Kreativität und verbesserter Selbstverwirklichung führt. Diese und viele andere durch die Meditation positiv beeinflusste Faktoren führen bei Meditierenden zu einem erheblich gesteigerten Leistungsvermögen.

Das Paradoxe an der Meditation ist, dass eine scheinbar so wenig zielgerichtete Aktivität zu derartig erstaunlichen Resultaten führt. Im heutigen Alltag scheint unser Körper sich permanent gegen den nächsten Stress und immer neue Verantwortungen zu wappnen, wodurch es sehr schwer geworden ist, einfach zu entspannen und das Leben zu genießen. Meditation ist ein simples, aber höchst wirkungsvolles Gegenmittel. Sie verleiht Ihnen die innere Kraft, um mit schwierigen Situationen und Stress fertigzuwerden. Durch Meditationspraxis wird ein Zustand innerer Harmonie und Gelassenheit hervorgerufen, die Sie Herausforderungen meistern und Stress wie eine alte Haut abstreifen läßt.

Heilung durch Meditation

Wie viele andere in diesem Buch vorgestellte Methoden hat auch die Meditation eine vorbeugende Wirkung. Sie hilft Ihnen, gar nicht erst krank zu werden, weil Sie lernen, Ihren Körper zu entspannen und Ihren Geist zu beruhigen. Weil durch sie das Denken entschleunigt, die Atmung reguliert und die Konzentration gefördert wird, stellt Meditation innere Balance und Harmonie wieder her.

Die meisten Ärzte sind sich bewusst, welche Bedeutung psychische Faktoren und Stress für die Gesundheit haben. Seit den 70-Jahren des vorigen Jahrhunderts entwickelte sich die Geist-Körper-Medizin, in deren Rahmen Forscher die Fähigkeiten in Asien geschulter Meditationspraktiker untersuchten. Dabei zeigte sich, dass der Geist den Körper in außerordentlicher Weise beeinflussen kann. Und in jüngster Zeit haben Wissenschaftler bei der Erforschung der Immunreaktion nachgewiesen, dass Immunsystem und Nervensystem untrennbar verbunden sind und dass psychischer und emotionaler Stress die Immunabwehr hemmen kann, was die Entstehung und Ausbreitung von mit dem Immunsystem in Zusammenhang stehenden Leiden wie Krebs oder Autoimmunkrankheiten fördert.

Herbert Benson, ein Kardiologe und Medizinprofessor an der Harvard Medical School, prägte den Begriff »Entspannungsreaktion«. Mit seinem 1975 veröffentlichten Bestseller *The Relaxation Response* (dt.: *Gesund im Stress*) zählt Benson zu den Pionieren auf dem Gebiet der Geist/Körper-Medizin. Benson erforschte, wie durch Meditation Entspannung herbeigeführt wird. Versuchspersonen, die sich in einen meditativen Zustand versetzten, erlebten eine körperliche Entspannungsreaktion. Dadurch wurde der Kampf-oder-Flucht-Reaktion entgegengewirkt und Stress abgebaut. In nachfolgenden Studien konnte

Benson belegen, dass die Entspannungsreaktion eine günstige Wirkung bei Bluthochdruck, Kopfschmerzen, Herzerkrankungen, Alkoholkonsum, ängstlicher Unruhe und PMS hat.

Das autonome Nervensystem, das die lebenswichtigen Körpervorgänge reguliert, wird stabiler, integrierter und anpassungsfähiger, was sich daran zeigt, dass der Körper sich schneller von Stressauswirkungen erholt.

Die wissenschaftlichen Forschungsergebnisse zum Thema Meditation sind zahlreich und bestens abgesichert. Zum Beispiel konnten Forscher physiologische Veränderungen messen, die belegen, dass durch Transzendentale Meditation (eine Meditationsform, bei der man ein Mantra benutzt) Stress abgebaut wird: Zu diesen Veränderungen gehören ein reduzierter Kortisolspiegel (das wichtigste Stresshormon), niedrigere Muskelanspannung, Normalisierung des Blutdrucks, erhöhte Stabilität des autonomen Nervensystems und eine größere Kohärenz des EEGs. Gleichzeitig deuten auch zahlreiche psychische Veränderungen auf reduzierten Stress hin. Dazu zählen reduzierte Ängste und Depressionen, reduzierte posttraumatische Stresssymptome und eine bessere Selbstverwirklichung.

Wissenschaftliche Untersuchungen belegen außerdem, dass Mittfünfziger, die regelmäßig meditieren, ein biologisches Alter aufweisen, das zwölf Jahre unter ihrem tatsächlichen Alter liegt. Wenn Sie 55 sind, würde Ihr Körper demnach so gut funktionieren wie bei einem 43. Wie wir schon betont haben, beschleunigt Stress den Alterungsprozess. Weil Meditation den durch Stress hervorgerufenen körperlichen Verschleiß minimiert, fördert sie eine gute Gesundheit und jugendliche Vitalität.

■ Die Sieben-Minuten-Meditation

Die Sieben-Minuten-Meditation wurde entwickelt, damit Sie mit möglichst geringem Zeitaufwand maximale Resultate erzielen. Sie können einen Wecker benutzen oder sich einfach nur mental das Ziel setzen, sieben Minuten zu meditieren. Tun Sie nichts weiter, als sich ruhig hinzusetzen, die beschriebene Visualisierung zu üben und zu beobachten, was geschieht. Lassen Sie sich nicht durch Telefon oder Türklingel ablenken und denken Sie nicht an das, was Sie heute noch alles erledigen müssen. Sitzen Sie einfach nur da, atmen Sie und beobachten Sie, wie Ihr Körper auf die geführte Visualisierung reagiert.

Bei dieser geführten Visualisierungsübung handelt es sich um eine taoistische Meditationsmethode, die »Inneres Lächeln« genannt wird. Das Innere Lächeln ergänzt die vielen Vorzüge der Meditation um einen weiteren: Ein sanftes Lächeln umspielt Ihr Gesicht. Dabei werden ungefähr 80 Muskeln um die Augen, am Kiefer und den Schläfen aktiviert, was positive Energie durch den ganzen Körper strömen lässt. Jedes Mal wenn Sie lächeln, schicken Sie damit eine positive, heilende Botschaft durch Ihren Körper. Das Innere Lächeln ist eine gute Methode, um die in Körper und Geist schlummernden Heilkräfte zu wecken.

Und so wird es gemacht:

1. Setzen Sie sich bequem auf einen Stuhl oder auf den Boden.

2. Richten Sie sich auf, als würde der Kopf zum Himmel gezogen, damit die Wirbelsäule schön gerade und lang ist.

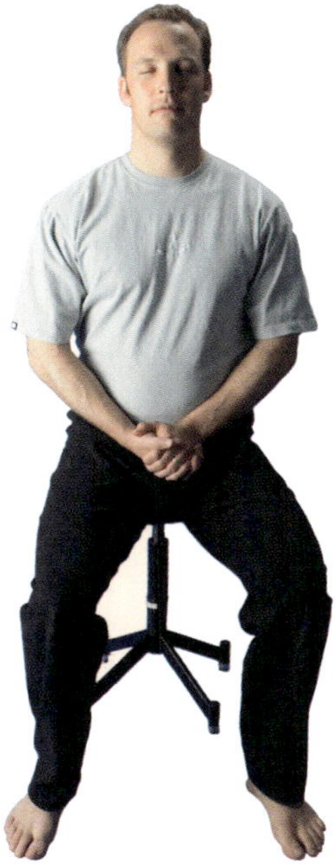

3. Legen Sie Ihre Hände entweder auf die Knie oder mit gegeneinander gelegten Handflächen in den Schoß.

4. Entspannen Sie sich und atmen Sie ein paar Mal tief durch.

5. Wenn Sie möchten, können Sie die Wellen-Atemübung in diese Meditation einbauen.

6. Stellen Sie sich vor, dass Sie sich einen Sonnenuntergang anschauen. Goldenes Licht strömt zu Ihnen und wärmt Ihr Gesicht.

7. Fühlen Sie, wie dieses Licht Sie inspiriert und ein sanftes Lächeln in Ihr Gesicht zaubert.

8. Holen Sie mit dem Einatmen dieses innere Bild in Ihren Geist.

9. Visualisieren Sie, wie das Licht in Ihren Körper strömt, vom Gesicht zum Hals, vom Hals zu den Armen, von den Armen am Rumpf herab und von dort zu den Beinen.

10. Lenken Sie das goldene Licht in jeden Körperbereich, der Heilung oder mehr Energie benötigt.

11. Atem Sie während der ganzen Zeit, die das Licht Sie durchströmt, tief und gleichmäßig.

12. Praktizieren Sie diese Meditation sieben Minuten lang.

Schlaf – Gehen Sie nicht ins Bett, wenn Sie zu müde sind

In der östlichen Medizin sagt man: »Gehen Sie nicht schlafen, wenn Sie zu müde sind.« Das klingt wie ein Widerspruch in sich – soll man etwa nicht schlafen gehen, wenn man müde ist? Doch, das sollte man. Aber wenn Sie vorher ein paar einfache Übungen machen, wird Ihr Schlaf viel tiefer und erholsamer sein. Gemäß dem östlichen Denken haben Sie, wenn Sie übermüdet sind, zu wenig Energie, um während des Schlafes Ihre Batterien aufzuladen. In diesem Kapitel stelle ich Ihnen einige einfache Methoden vor, mit denen Sie das Optimale aus Ihrem Schlaf herausholen können.

Der Schlaf ist ein komplizierter Prozess, der dazu dient, Körper und Geist Erholung zu verschaffen. Doch zugleich findet, während wir schlafen, eine Fülle von Vorgängen statt. Überlegen Sie einmal: Wenn Menschen schlafen, atmen sie tief, oft tiefer als bei anstrengender körperlicher Tätigkeit. Warum? Weil Körper und Geist so viele Dinge zu tun haben – Emotionen verarbeiten, entgiften, den Organismus wieder ins Gleichgewicht bringen. Für das alles wird Energie gebraucht. Wenn wir zu erschöpft sind, fehlt uns die Energie für alle diese wichtigen Körperfunktionen.

Mit ausgeruhtem Geist und Körper können wir die Herausforderungen des Lebens besser bewältigen. Aber der Schlaf hat noch andere Aspekte, die den meisten Menschen gar nicht bewusst sind. Ein guter

Nachtschlaf ermöglicht es uns, Lebensenergie zu tanken. Alle Organe und Systeme Ihres Körpers werden erfrischt und energetisiert. Das versetzt Sie in die Lage, Stress zu bewältigen und Infektionen abzuwehren. Der Schlaf gibt Körper und Geist Zeit, sich neu zu organisieren, zu verjüngen und zu einer harmonischen Balance zurückzufinden.

Stress, körperliche Erkrankungen und die zunehmende Komplexität und wachsenden Herausforderungen des modernen Lebens können unsere Schlafzyklen stark beeinträchtigen. Schätzungsweise 30 bis 50 Prozent der erwachsenen Amerikaner leiden unter wiederkehrender, chronischer oder zumindest gelegentlicher Schlaflosigkeit. Das bedeutet, 40 Millionen Amerikaner leiden chronisch unter Schlafstörungen verschiedener Art, und weitere 20 bis 30 Millionen haben gelegentlich Einschlaf- oder Durchschlafprobleme.

Die Folgen solcher Schlafstörungen sind zahlreich, ernst und oft katastrophal. Menschen mit Schlafproblemen leiden tagsüber unter Energiemangel, Müdigkeit, beeinträchtigter Körperkoordination, Gedächtnisstörungen, Konzentrationsschwäche, Ängstlichkeit, Nervosität, Stimmungsschwankungen. Schlafmangel macht sich in allen Lebensbereichen negativ bemerkbar, im Berufs- ebenso wie im Privatleben. Schlafmangel hat in unserer Kultur epidemische Ausmaße angenommen.

Das Schlaftabletten-Dilemma

Schlaftabletten können zu Katersymptomen am Morgen führen und süchtig machen. Sie reduzieren die REM-Schlafphasen, verändern das natürliche Schlafmuster und verhindern einen wirklich erholsamen Schlaf. Tagsüber fehlt es den Betroffenen dann an Energie. Schlaftabletten können außerdem »Reaktionsschlaflosigkeit« hervorrufen, was bedeutet, dass man nicht einschlafen kann, wenn man die Tabletten absetzt. Dennoch sind Schlaftabletten in manchen Fällen sehr wirksam. Ich empfehle Ihnen nur, es zunächst mit anderen, natürlicheren Methoden zu versuchen.

Schlaflosigkeits-Checkliste: einige praktische Tipps

- Vor dem Schlafengehen kein Fernsehen, vor allem keine aufregenden Sendungen.
- Weniger Koffein, Zucker und Alkohol konsumieren.
- Regelmäßiges Fitnesstraining betreiben.
- Sich täglich mindestens eine halbe Stunde in der Sonne aufhalten.
- Nach dem Abendessen einen Spaziergang machen.
- Abends heiß baden oder duschen.
- Im Schlafzimmer sollte es dunkel und leise sein.
- Machen Sie täglich Ihre *Sieben Minuten*-Abendübungen.

Moderne Menschen verbringen 20 Prozent weniger Zeit schlafend als die Menschen vor hundert Jahren. Das überrascht nicht, wenn man bedenkt, dass wir in einer Welt leben, in der rund um die Uhr etwas los ist. Wie können wir also die Qualität unserer nächtlichen Erholung verbessern, obwohl wir weniger Zeit im Bett verbringen?

Hier stellt sich die Frage, was Sie tun sollten, wenn Sie übermüdet und erschöpft sind. Schlaf ist die Lösung, aber wir sollten dafür sorgen, dass dieser Schlaf tiefer und erholsamer ist. Mein erster Vorschlag lautet, dass Sie täglich die *Sieben Minuten*-Abendübungen praktizieren, weil sie Geist und Körper entspannen und zugleich energetisieren, was eine optimale Vorbereitung auf die Nacht ist. Zusätzlich empfehle ich Ihnen eine einfache Atemübung, die Körper und Geist in einen tief entspannten Zustand versetzt. Auf diese Weise wird Ihr Nachtschlaf erholsamer und erfrischender sein.

Der magische Laut für den Tiefschlaf

Diese Atem- und Meditationsübung stammt aus einer Qigong-Übungsfolge mit dem Namen »Die sechs heilenden Laute«. Sie dient dazu, Energie für einen erholsamen Schlaf zu erzeugen. Der östlichen Medizin zufolge beeinflusst die emotionale Energie des Herzens unmittelbar unsere Schlafqualität.

Damit wir gut und erholsam schlafen können, muss sich das Herz im Gleichgewicht befinden. Das Herz gilt als König der Emotionen. Wenn die Herzenergie aus dem Gleichgewicht geraten ist, führt das zu aufgewühlten Emotionen und innerer Erregung. Wenn Geist und Emotionen in Aufruhr sind, findet man nur schwer Schlaf. Gewiss ist Ihnen schon aufgefallen, wie beschäftigt Ihr Geist nach einem stressigen oder emotional belastenden Tag ist. Nach solchen Tagen fällt uns das Einschlafen besonders schwer und oft schlafen wir dann nicht bis zum Morgen durch.

Diese Übung fördert eine tiefe Entspannung und hilft Ihnen, überschüssige emotionale Energie abzubauen. So wird es gemacht:

1. Machen Sie es sich, auf dem Rücken liegend, im Bett bequem.
2. Legen Sie die Hände mit den Handflächen nach oben neben den Körper.
3. Achten Sie darauf, wie sich Ihr Körper anfühlt.
4. Formulieren Sie eine klare Absicht. Sagen Sie: »Wenn ich heute Nacht schlafe, soll mein Körper sich gut ausruhen und erholen. Mein Geist soll verjüngt und gereinigt werden.«

5. Atmen Sie ein paar Mal tief durch und entspannen Sie bewusst jene Bereiche des Körpers, die sich angespannt anfühlen.

6. Füllen Sie beim nächsten Atemzug zuerst den Bauch, dann die Rippen und lassen Sie den Atem dann bis in die Brust aufsteigen.

7. Atmen Sie aus und machen Sie dabei den Herzlaut. Der Herzlaut ist ein »Hooo« und wird gehaucht, wie ein Flüstern. Es handelt sich um ein offenes O wie in Frosch oder Brosche.

8. Atmen Sie erneut tief ein und dann auf »Hooo« aus.

9. Fühlen Sie, während Sie den Laut intonieren, dass aller Stress und alle Sorgen des Tages aus Geist und Körper weichen.

10. Fühlen Sie, wie eine Woge der Entspannung sich vom Scheitel bis zu den Zehenspitzen in Ihrem Körper ausbreitet.

11. Intonieren Sie den Herzlaut siebenmal hintereinander.

■ Noch mehr Energie im Schlaf
Das *Sieben Minuten*-Power-Nickerchen

Ein kurzes Schläfchen zwischendurch hat zahlreiche positive Effekte. Deshalb hat die Siesta am Nachmittag in vielen Kulturen Tradition. Ein Nickerchen in der Mitte des Tages entspricht den Rhythmen und Zyklen der Natur und ermöglicht es Körper und Geist, Energie für den Rest des Tages zu tanken. Der Körper ist offenbar auf diesen Rhythmus eingestellt, denn die meisten Menschen werden am Nachmittag müde, ungefähr acht Stunden nach dem Aufwachen.

Wissenschaftliche Untersuchungen zeigen, dass 20 Minuten Schlaf am Nachmittag erholsamer sind als ein um 20 Minuten verlängerter Schlaf am Morgen. Statt also morgens drei- oder viermal auf die Schlummertaste des Weckers zu drücken, sollten Sie lieber aufstehen, Ihre *Sieben Minuten*-Morgenübungen praktizieren und sich in der Mittagszeit ein *Sieben Minuten*-Power-Nickerchen gönnen.

Die optimale Dauer eines Nickerchens liegt bei unter 30 Minuten. Wenn Sie länger schlafen, gelangen Sie in tiefere Schlafstadien, was das Aufwachen erschwert. Das Zeitminimum für ein erfrischendes Nickerchen beträgt, Sie ahnen es schon, sieben Minuten. Sogar eine solch kurze Ruhepause baut bereits spürbar Stress ab und sorgt für Entspannung. Dann verfügen Sie während des Tages über mehr Energie und sind produktiver.

Die medizinische Forschung belegt, was Winston Churchill, Albert Einstein, Napoleon Bonaparte und andere kreative Menschen immer schon wussten: Wenn die Konzentration schwindet, gibt es für Körper und Geist nichts Besseres als ein kleines Schläfchen zwischendurch.

Ein Power-Nickerchen ist ein kurzes Nickerchen, was bedeutet, dass es mindestens sieben, aber nicht länger als 20 Minuten dauern sollte. Es ist dabei nicht vorgesehen, dass Sie in die Tiefschlafphase gelangen, denn dann würde Ihr Gehirn nach dem Aufwachen schläfrig sein und Sie würden sich groggy fühlen.

Das kurze Schläfchen zwischendurch ist perfekt, weil Sie dabei nur in einen leichten Schlaf fallen, der sehr erfrischend ist und Gedächtnisleistung, Kreativität und Produktivität fördert. Forscher haben herausgefunden, dass die Menschen sich bereits in den ersten Schlafminuten entspannen und Gehirnwellenmuster zeigen, die erfrischend für Geist und Körper sind.

Auch langfristig hat das Nickerchen zwischendurch seine positiven Effekte. Es senkt Stresssymptome und das Risiko für Herzattacken und Schlaganfälle. Studien belegen, dass Menschen, die sich regelmäßig ein Nickerchen gönnen, eine um 30 Prozent reduzierte Wahrscheinlichkeit aufweisen, am Herzen zu erkranken.

■ Das *Sieben Minuten*-Power-Nickerchen:

- Gönnen Sie sich ohne schlechtes Gewissen ein Schläfchen zwischendurch.

- Denken Sie an die vielen Vorteile, die Ihnen ein solches Nickerchen bringt: besseres Leistungsvermögen, bessere Laune, bessere Gesundheit.

- Suchen Sie nach Möglichkeit eine für Sie wohltuende Umgebung auf.

- Verwenden Sie einen Wecker oder Timer, damit Sie nicht zu lange schlafen und sich keine Sorgen machen müssen, ob Sie rechtzeitig aufwachen (was die Entspannung beeinträchtigen würde).

- Machen Sie Ihr Nickerchen möglichst täglich zur gleichen Zeit.

- Legen Sie sich hin oder legen Sie wenigstens die Füße auf den Tisch.

- Schließen Sie die Augen und setzen Sie sich das Ziel, sieben Minuten zu schlafen und sich anschließend erfrischt und erholt zu fühlen.

7 MINUTEN FÜR GESUNDHEIT UND VITALTÄT

Bonusübungen

Diese Bonus-Übungen sind einfach, bewirken aber viel Gutes für Gesundheit und Vitalität. Wie bei den Morgen- und Abendübungen liegt die Schönheit dieser Übungen darin, dass Sie sie praktisch überall durchführen können. Sie brauchen keine besondere Kleidung und keinerlei sonstige Hilfsmittel. Die Bonus-Übungen unterscheiden sich von den anderen Übungen dadurch, dass Sie im Stehen praktiziert werden, weswegen man sie auch an Orten durchführen kann, wo es nicht angenehm wäre, auf dem Boden zu üben. Auch Menschen, denen es schwerfällt, sich auf den Boden niederzulassen, können sie leicht ausführen. Aber Sie können die Übungen auch im Sitzen praktizieren, was sie perfekt geeignet dafür macht, bei der Schreibtischarbeit eine gesunde Pause einzulegen. Wenn Sie die Übungen im Sitzen machen, konzentrieren Sie sich einfach auf die Bewegungen, die den Oberkörper betreffen, während die Füße die ganze Zeit fest auf dem Boden verwurzelt bleiben.

Die Bonus-Übungen kultivieren das innere Gleichgewicht – die gesunde Kombination von Energie und Entspannung. Sie eignen sich gut für das Üben am Morgen, Mittag oder Abend. Inneres Gleichgewicht führt zu besserer Gesundheit, gesteigerter Vitalität und tieferer Entspannung.

Es handelt sich um einfache, fließende Bewegungen, die Harmonie in Körper und Geist erzeugen. Diese Bewegungen trainieren den Körper dazu, sich auf entspannte Weise zu bewegen, was Verspannungen verschwinden lässt, weil die Muskeln lernen, gewohnheitsmäßige Spannungen abzubauen.

Konzentrieren Sie sich während des Übens auf Entspannung und tiefes Atmen. Lassen Sie zu, dass Ihr Körper sich fließend wie Wasser bewegt, entspannt und mühelos.

Tiefe Bauchatmung

Durch eine tiefe Bauchatmung können Sie in kurzer Zeit Ihre Gesundheit dramatisch verbessern. Diese Übung hilft Ihnen, Ihr Atemmuster zu verändern, sodass Sie während des Tages, ohne darüber nachzudenken, tiefer atmen werden. Eine tiefe Atmung beeinflusst unmittelbar die Qualität der Energie in Ihrem Körper. Wenn Sie in die Körpermitte, den Unterbauch, atmen, übermitteln Sie damit Ihrem Körper die Botschaft, Stress und Anspannung abzubauen, und bringen mehr Vitalität zu allen inneren Organen.

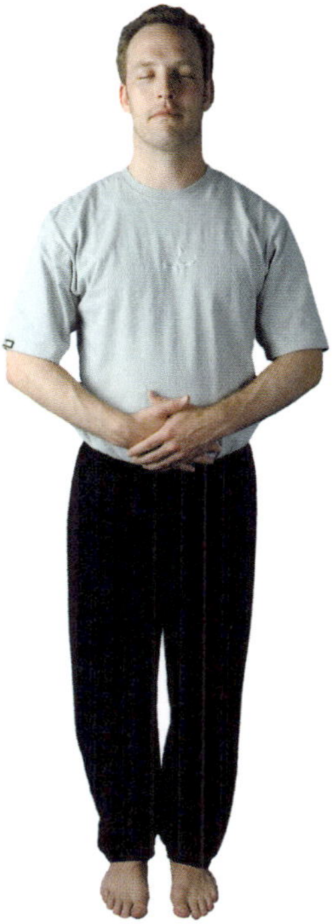

1. Legen Sie beide Hände auf den Unterbauch.

2. Entspannen Sie Ihre Brust und atmen Sie in den Unterbauch.

3. Fühlen Sie, wie der Bauch sich beim Einatmen ausdehnt. Während sich der untere Bauch beim Einatmen ausdehnt, bewegt sich das Zwerchfell nach unten und bringt mehr Sauerstoff in Ihre Lunge. Die Abwärtsbewegung des Zwerchfells fördert außerdem die Durchblutung der inneren Organe.

4. Lassen Sie beim Ausatmen den Bauch sich entspannen. Am Ende des Ausatmens pressen Sie alle Luft vollständig heraus.

5. Atmen Sie auf diese Weise siebenmal in den Unterbauch.

■ Rückenmarks-Atmung

Diese Übung eignet sich ausgezeichnet, um den Rücken zu entspannen. Sie wirkt belebend auf das Rückenmark, regt das Fließen der Rückenmarksflüssigkeit an und verbessert so die Beweglichkeit der Wirbelsäule. Indem die Bewegung des Rückens mit der tiefen Atmung synchronisiert wird, werden die Wirbel biegsamer. Eine gesunde Wirbelsäule ist enorm wichtig für unsere Gesundheit.

1. Heben Sie die Hände vor dem Körper bis über die Schultern an.

2. Biegen Sie den Rücken nach hinten und schauen Sie nach oben.

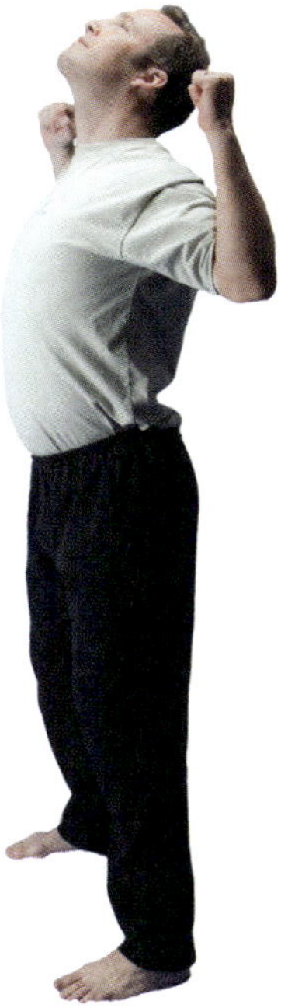

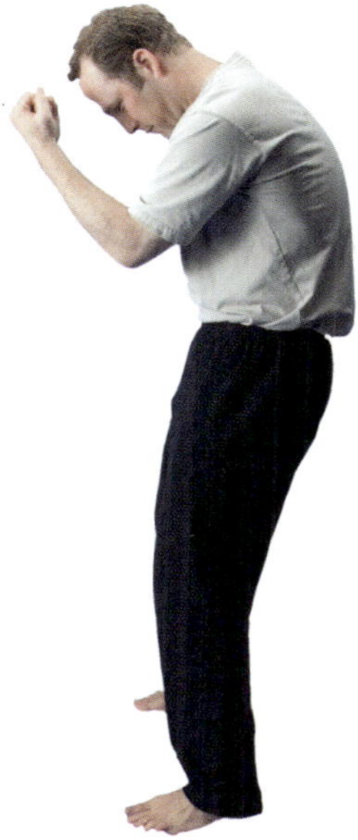

3. Machen Sie nun einen Rundrücken und ziehen Sie das Steißbein ein. Damit sich das Steißbein besser einrollen lässt, können Sie die Pobacken zusammenkneifen.

4. Atmen Sie ein, während Sie die Brust öffnen und nach oben schauen.

5. Atmen Sie aus, während Sie einen Rundrücken machen und das Steißbein einziehen.

6. Führen Sie abwechselnd die beiden Bewegungen aus und spüren Sie, wie sich alle Wirbel bewegen und Spannung durch das Zentralnervensystem ausgeleitet wird.

7. Siebenmal hintereinander langsam ausführen.

■ Die Welle

Die Welle ist eine weitere ausgezeichnete Wirbelsäulen-Übung für mehr Beweglichkeit im Rücken und den Abbau von Spannungen im Nervensystem. Stellen Sie sich dabei vor, dass Ihre Wirbelsäule sich wie Wasser bewegt – fließend und elastisch. Das verbessert das Fließen der Rückenmarksflüssigkeit in allen Wirbeln und macht den Rücken geschmeidiger.

1. Stehen Sie schulterbreit und legen Sie die Hände auf die Oberschenkel.

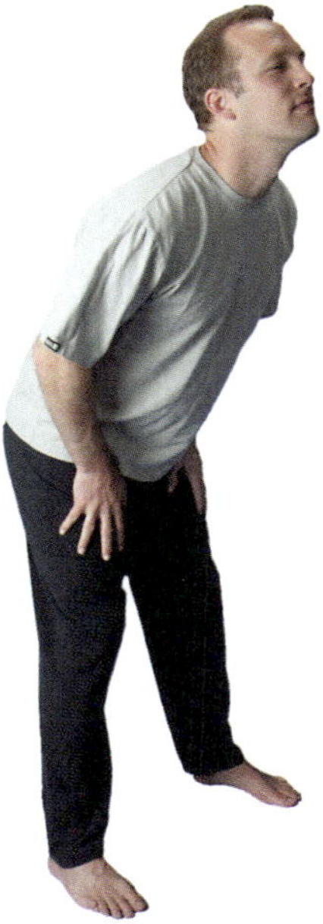

2. Stehen Sie mit leicht angewinkelten Knien.

3. Strecken Sie das Kinn vor und bewegen Sie den Oberkörper vorwärts.

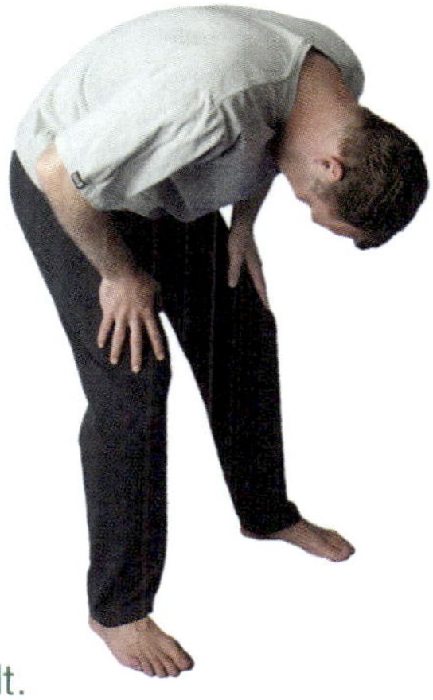

4. Ziehen Sie nun das Kinn an die Brust und machen Sie einen runden Rücken. Die Knie bleiben die ganze Zeit leicht angewinkelt.

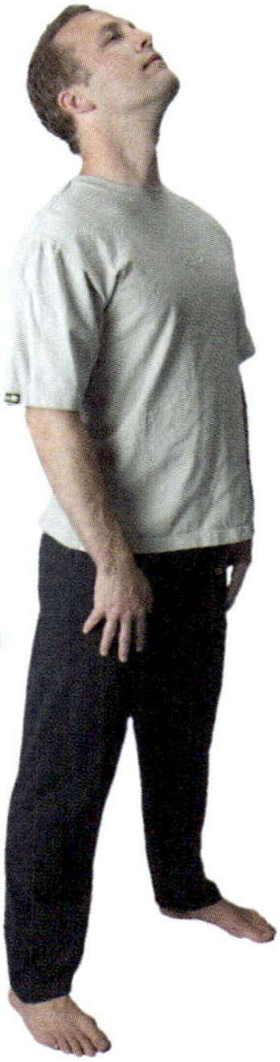

5. Richten Sie sich nun auf, als würde eine Welle durch Ihre Wirbelsäule rollen. Ziehen Sie dabei das Steißbein ein und bewegen Sie die Hüften nach vorn.

6. Schieben Sie die Hüften nach vorn, bis Sie wieder aufrecht stehen.

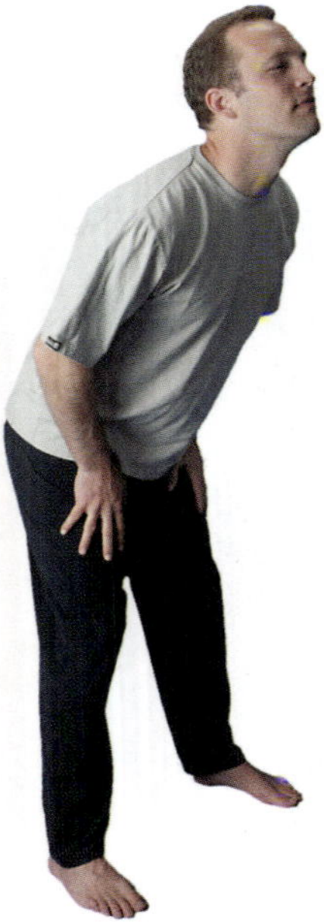

7. Nun strecken Sie das Kinn wieder vor und beugen sich in einer rollenden Bewegung vor.

8. Ziehen Sie das Kinn an die Brust und richten Sie sich wieder auf.

9. Stellen Sie sich vor, dass Sie mit dem Kinn einen großen Kreis in die Luft zeichnen, während Sie die Übung ausführen.

10. Atmen Sie aus, wenn Sie das Kinn vorstrecken und sich abwärts bewegen.

11. Atmen Sie ein, wenn Sie sich aufrichten.

12. Führen Sie die Übung siebenmal aus.

Dehnübung für Nacken, Schultern und Arme

Diese Dehnübung löst die Spannungen in Nacken, Schultern, Armen und Händen. Durch häufig wiederholte, eintönige Bewegungen, Stress und eine schlechte Körperhaltung baut sich im oberen Rücken, Nacken und zwischen den Schultern viel Spannung auf. Diese Dehnübung streckt die verspannten Bereiche und harmonisiert den ganzen Oberkörper.

1. Halten Sie die Hände seitlich vom Körper und pressen Sie die Handflächen nach unten, als wollten Sie den Boden erreichen.

2. Spreizen Sie dabei die Finger und beugen Sie die Handgelenke aufwärts. Senken Sie bewusst die Schultern, während Sie die Handflächen abwärts pressen.

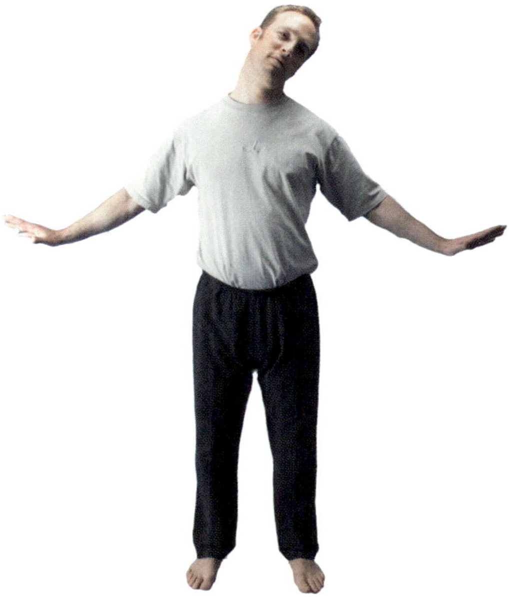

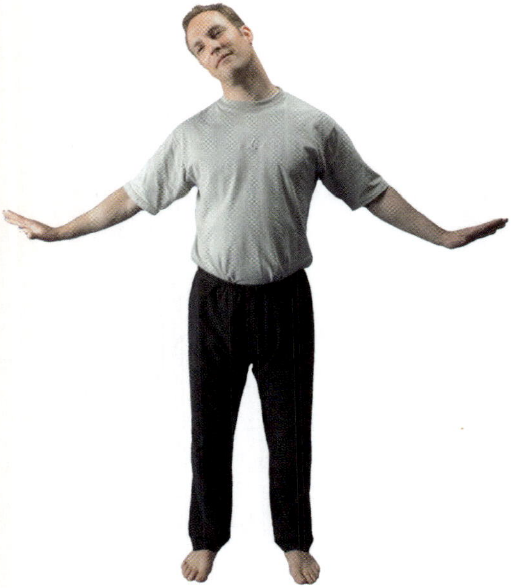

3. Neigen Sie sanft den Kopf auf die rechte Schulter. Führen Sie diese Bewegung sehr behutsam aus, nur so weit, wie es sich angenehm anfühlt. Entspannen Sie den Kopf in dieser Position. Fühlen Sie die wohltuende Dehnung in Nacken, Schultern, oberem Rücken und Unterarmen.

4. Atmen Sie siebenmal tief durch.

5. Beugen Sie den Kopf nun sanft nach links. Denken Sie daran, beim Herabdrücken der Hände die Schultern zu senken.

6. Entspannen Sie den Kopf in dieser Position. Fühlen Sie die wohltuende Dehnung in Nacken, Schultern, oberem Rücken und Unterarmen.

7. Atmen Sie siebenmal tief durch.

Der schwimmende Bär

Diese Übung ist gezielt dazu gedacht, den Oberkörper zu öffnen. Das wird erreicht, indem die Sehnen im oberen Rücken, Nacken und Armen gedehnt werden, die Durchblutung der Muskeln zwischen den Schulterblättern gefördert und das Lungenvolumen erweitert wird. Denken Sie daran, die Atmung mit der Bewegung zu synchronisieren und sich fließend zu bewegen, als glitten Sie durch Wasser. Die Bewegungen sind die gleichen wie beim Brustschwimmen. Bringen Sie Brust und Oberkörper ordentlich in Bewegung, um maximalen Nutzen aus der Übung zu ziehen.

1. Halten Sie die Hände mit den Handflächen nach oben vor den Hüften.

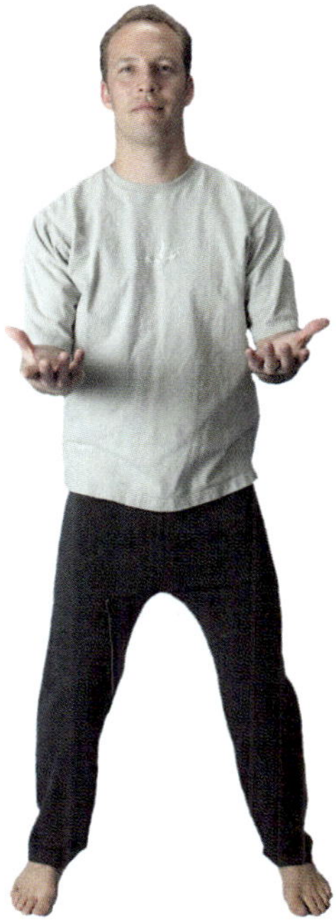

2. Bewegen Sie die Hände vorwärts, bis die Arme fast völlig gestreckt sind.

3. Drehen Sie die Handflächen so, dass sie von Ihnen wegzeigen.

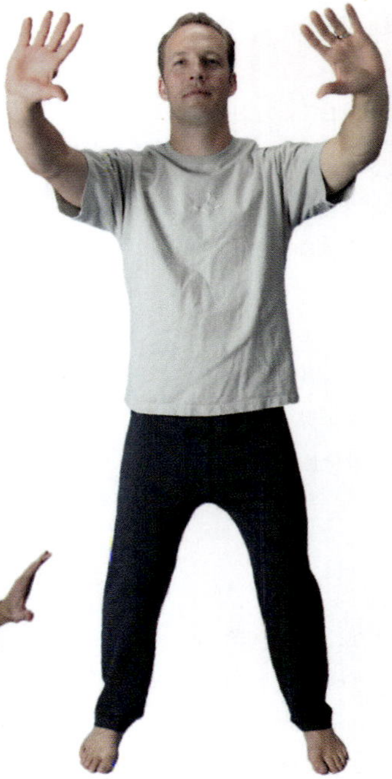

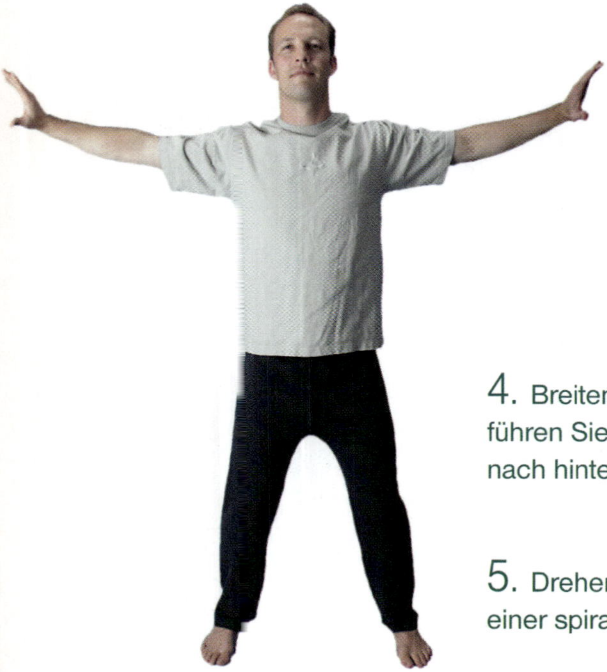

4. Breiten Sie die Arme aus und führen Sie sie kreisförmig nach hinten.

5. Drehen Sie Arme und Hände in einer spiralförmigen Bewegung.

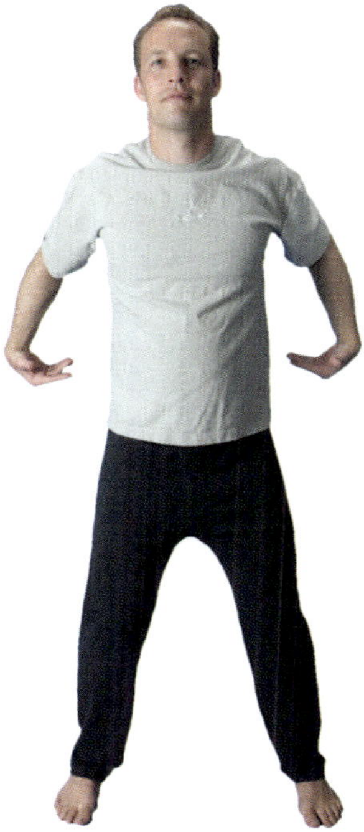

6. Bringen Sie die Hände wieder zum Ausgangspunkt vor den Hüften zurück.

7. Es handelt sich um eine ständige Bewegung, die ohne Pause fließen soll. Wie gesagt, es ist wie Brustschwimmen.

8. Atmen Sie aus, wenn Sie die Arme nach vorne ausstrecken. Senken Sie dabei die Brust. Das öffnet den oberen Rücken und den Bereich zwischen den Schulterblättern.

9. Atmen Sie ein, während die Arme nach hinten kreisen und vor die Hüften zurückkehren. Weiten und öffnen Sie beim Einatmen Ihre Brust. Das bringt mehr Energie in die Lungen.

10. Führen Sie die Bewegung siebenmal aus.

Die Rückkehr zum Berg

Hier ist eine weitere sanft fließende Bewegung, die mehr Energie in den Körper bringt und gleichzeitig emotionale Ausgeglichenheit und geistige Ruhe fördert. Der Name der Übung steht für eine Rückkehr an einen Ort innerer Gelassenheit und Entspannung. Benutzen Sie diese Übung, um Stress und nervöse Anspannung abzubauen und sich von Nervosität oder jeder anderen negativen emotionalen Energie zu befreien.

1. Beginnen Sie, indem Sie die Hände von den Hüften steigen lassen und die Handgelenke kreuzen, wobei die Handflächen nach innen zeigen.

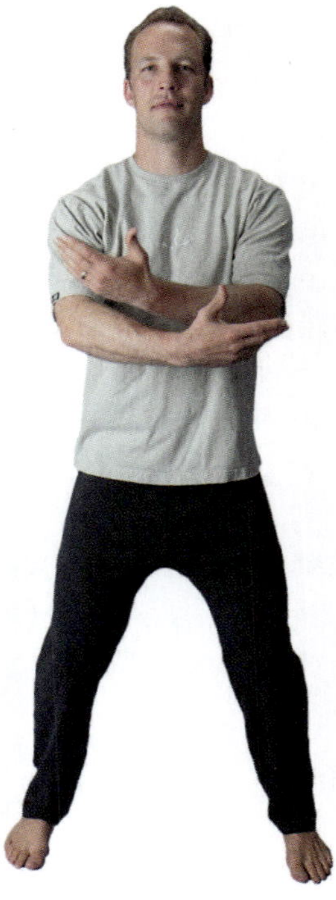

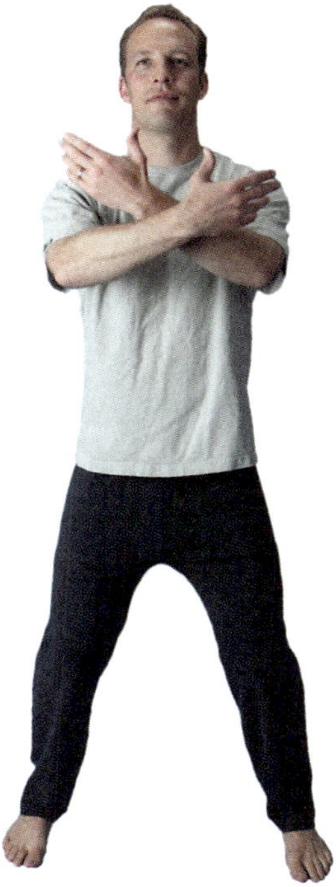

2. Bringen Sie die Arme mit überkreuzten Handgelenken auf Schulterhöhe.

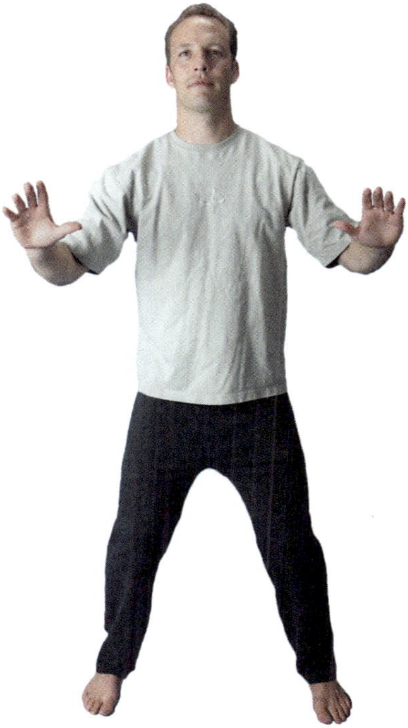

3. Nun trennen sich Hände und Arme langsam. Lassen Sie die Arme sanft wieder nach unten sinken.

4. Fühlen Sie, wie alle alte und negative Energie aus Körper und Geist entweicht, während Sie die Arme senken.

5. Atmen Sie ein, während Sie die Arme heben und kreuzen.

6. Atmen Sie aus, während Sie die Hände wieder nach unten führen.

7. Beteiligen Sie die Beine an der Bewegung, indem Sie die Knie stärker anwinkeln, während Sie die Hände senken, und sie etwas weniger beugen, wenn die Arme nach oben schweben. Beugen Sie die Knie nur so weit, wie es sich angenehm anfühlt. Je tiefer Sie in die Knie gehen, desto stärker werden die Beinmuskeln trainiert.

8. Führen Sie den Bewegungsablauf siebenmal aus.

■ Die Wolken zerteilen

Dies ist eine Übung zur Kräftigung der Beine und für ein stabileres Körperfundament. Sie verbessert Ihre Erdung und baut von den Beinen aufwärts Energie auf. Die Füße nehmen bei dieser Bewegung einen Tai-Chi-Stand ein, bei dem ein Fuß hinter den anderen gesetzt wird.

Die Übung stellt außerdem eine ausgezeichnete Bewegungsmeditation dar. Ihr Name, »Die Wolken zerteilen«, ist eine Metapher für das Beseitigen alter Energie- und Denkmuster. Dadurch werden Sie frei, Ihr Leben so zu gestalten, wie Sie es sich wünschen. Während des Bewegungsablaufs können Sie die Qualitäten visualisieren, die Sie gerne in Ihr Leben bringen möchten. Wenn Sie sich beispielsweise mehr Energie wünschen, gesünder oder emotional ausgeglichener werden wollen, konzentrieren Sie sich einfach während der Übung auf diese Absicht. Sie können auch alles andere visualisieren, was Sie gerne in Ihrem Leben manifestieren wollen: eine neue Arbeit, ein neues Haus, mehr Fülle oder schönere zwischenmenschliche Beziehungen.

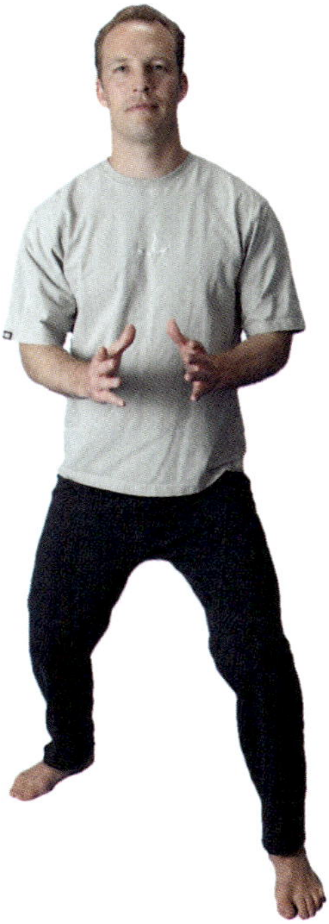

1. Machen Sie mit dem linken Fuß einen Schritt zurück. Nehmen Sie beide Hände vor den Unterbauch, wobei die Handflächen zueinander zeigen.

2. Nun verlagern Sie das Gewicht leicht nach vorn und strecken die Arme vor.

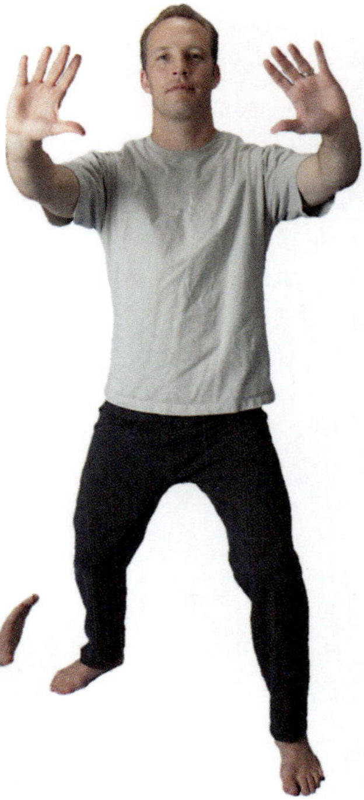

3. Drehen Sie die Handflächen nach außen und führen Sie die Hände halbkreisförmig zur Seite.

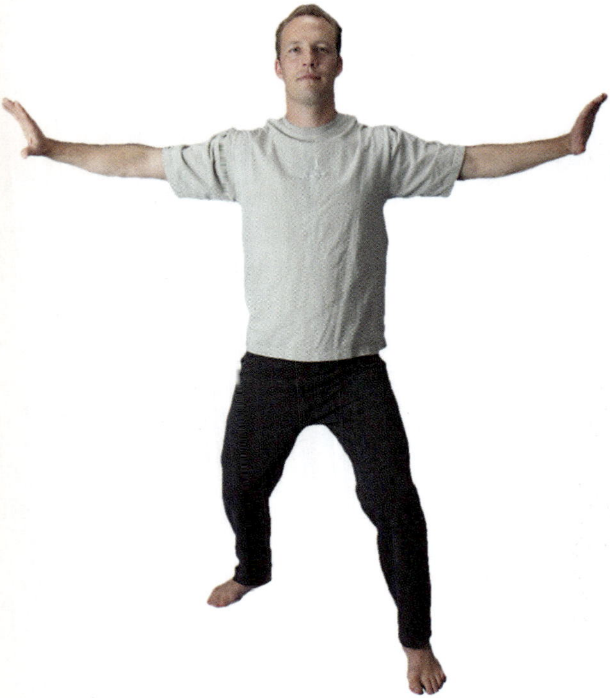

4. Lassen Sie die Hände vor den Unterbauch zurückschweben. Die Handflächen zeigen wieder zueinander.

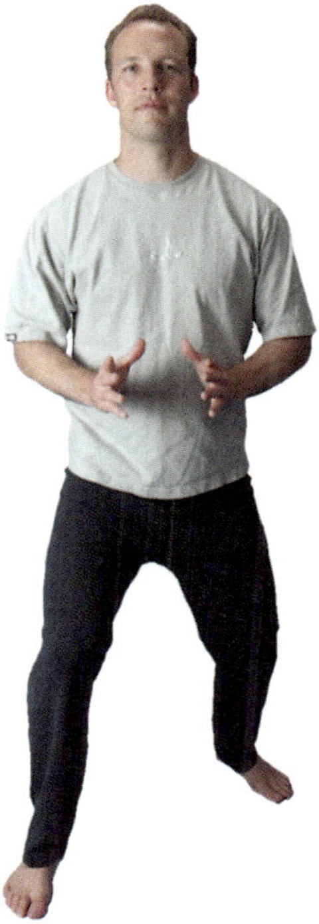

5. Wiederholen Sie die Bewegung.

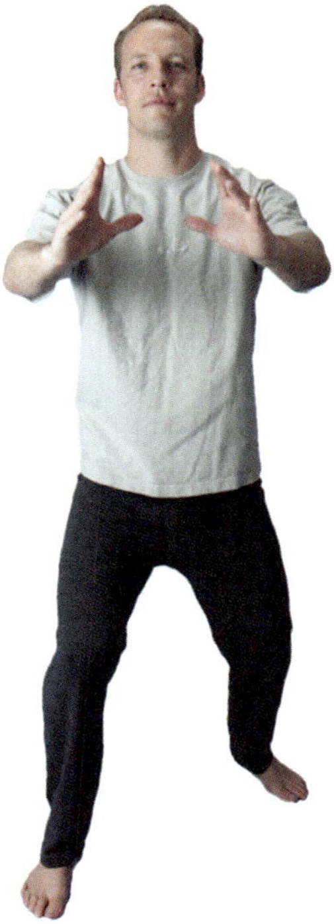

6. Denken Sie daran, während der Bewegung das Gewicht vor und zurück zu verlagern. Wenn die Arme sich nach vorn bewegen, verlagern Sie das Gewicht nach vorn, und wenn sie sich zur Seite und abwärts bewegen, nach hinten.

7. Atmen Sie aus, während Sie die Hände vorwärts bewegen.

8. Atmen Sie ein, während Sie die Arme nach hinten kreisen lassen und die Hände vor den Unterbauch zurückführen.

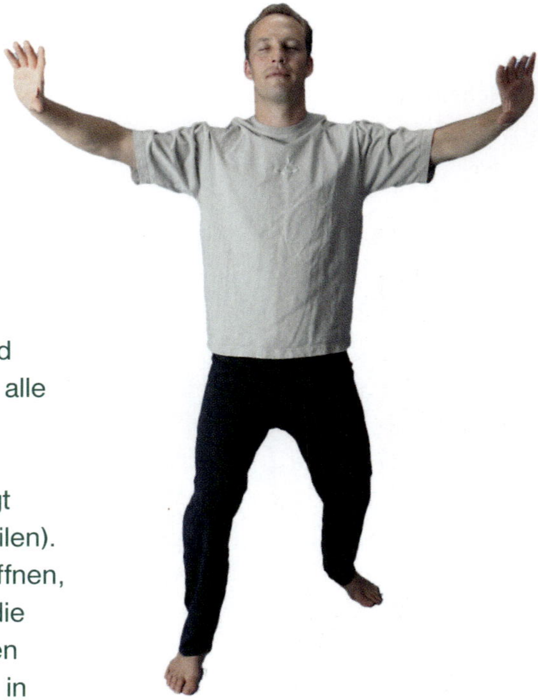

9. Die Bewegung sollte ohne Unterbrechung fließend ineinander übergehen

10. Atmen Sie tief und visualisieren Sie, dass alle Energie, die Sie nicht mehr in Ihrem Leben haben wollen, beseitigt wird (die Wolken zerteilen). Wenn die Arme sich öffnen, visualisieren Sie, wie die von Ihnen gewünschten Energiequalitäten sich in Ihrem Leben manifestieren.

11. Führen Sie, ohne zwischendurch zu unterbrechen, die Übung zur anderen Seite aus und machen Sie mit dem rechten Fuß einen Schritt zurück.

Die Mitte finden

Diese Zentrierungs-Übung bewirkt, dass Sie sich besser geerdet und ausgeglichener fühlen. Es handelt sich um eine fließende Bewegungsfolge, bei der die Betonung darauf liegt, Energie nach innen zu ziehen und zu sammeln. Im Leben gibt es viele Situationen, die uns aus dem Gleichgewicht bringen können. Indem wir unsere Mitte finden, können wir uns mit positiver Energie aufladen. Der Geist verankert sich wieder in der Gegenwart und der Körper wird erfrischt und erneuert.

1. Wechseln Sie aus dem Tai-Chi-Stand in den schulterbreiten Stand. Stehen Sie aufrecht, den Kopf zur Decke gestreckt.

2. Führen Sie die linke Hand vor den Unterbauch, mit der Handfläche nach oben. Atmen Sie tief ein und beschreiben Sie dabei mit der rechten Hand eine Kreisbewegung seitlich vom Körper, und zwar von oben nach unten und hinter dem Körper wieder nach oben.

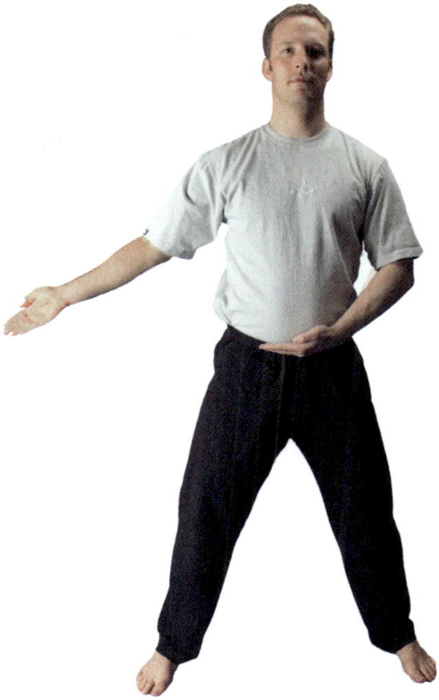

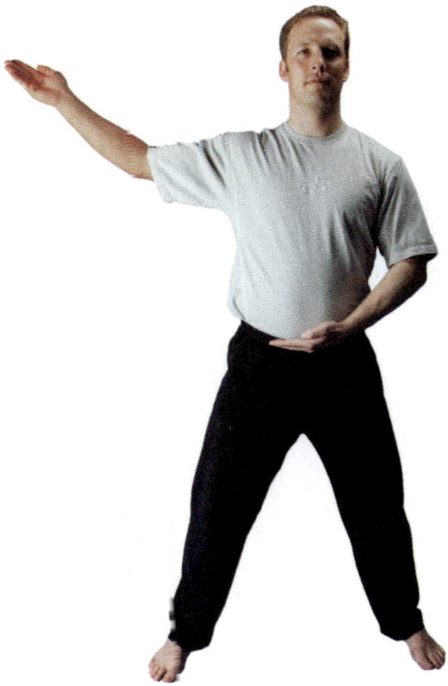

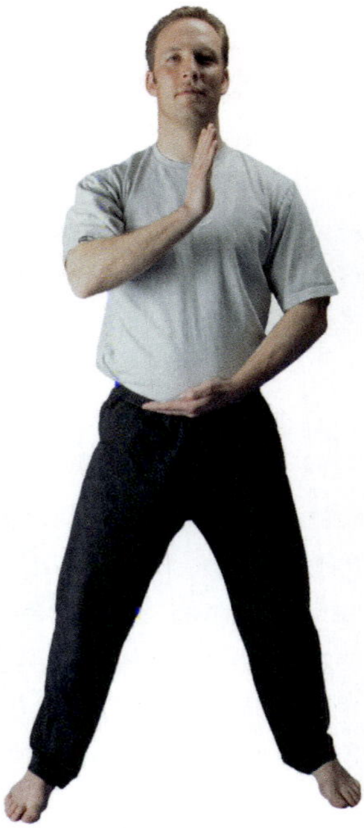

3. Atmen Sie aus und führen Sie dabei Ihre rechte Hand vor der Mittellinie Ihres Körpers hinab.

4. Lassen Sie die rechte Hand mit der Handfläche nach oben vor dem Unterbauch zur Ruhe kommen.

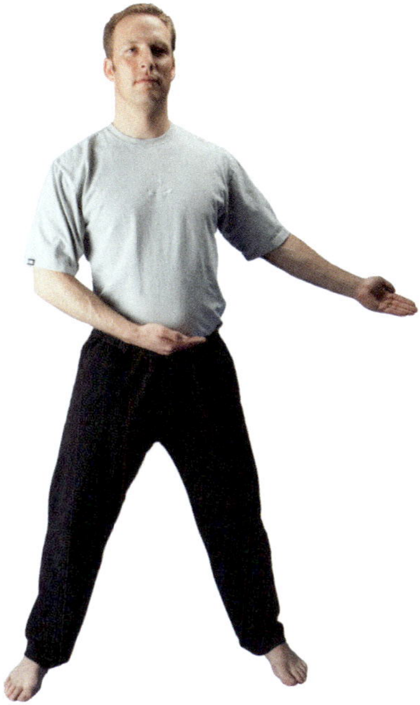

5. Kreisen Sie nun, während Sie einatmen, mit dem linken Arm nach unten und hinten.

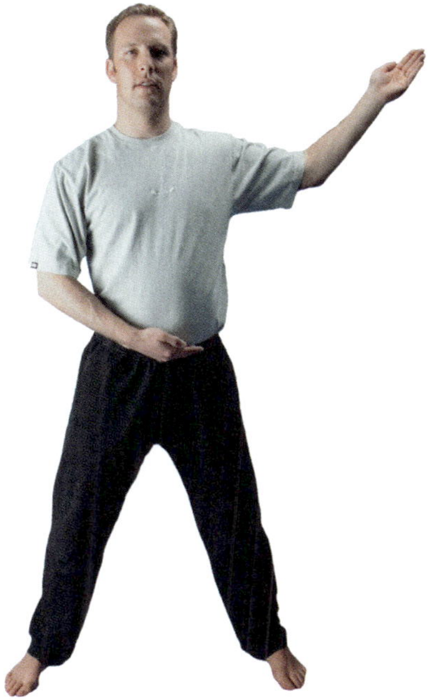

6. Führen Sie beim Ausatmen die linke Hand vor der Mittellinie des Körpers hinab.

7. Führen Sie diese Bewegung abwechselnd siebenmal zu jeder Seite aus.

Bambus im Wind

Der Bambus im Wind ist eine zutiefst entspannende Übung. Man kann dabei wunderbar zu sich selbst finden und in Harmonie kommen. Die Haltung ist die gleiche wie bei der ersten Übung, der tiefen Bauchatmung. Mit der Übungsfolge wurden Sie durch einen vollständigen Kreis geführt und kehren mit einem erneuerten Gefühl von Energie, Vitalität und Entspannung zum Ausgangspunkt zurück. Sie können wieder einige tiefe Atemzüge in den Bauch machen. Fügen Sie dieser tiefen Atmung nun eine wiegende Bewegung hinzu. Wiegen Sie Ihren ganzen Körper sanft hin und her wie ein Bambus im Wind.

1. Stellen Sie die Füße dicht nebeneinander und legen Sie die Hände auf den Unterbauch.

2. Atmen Sie einige Male tief in den Bauch.

3. Entspannen Sie die Beine. Fühlen Sie sich wie ein
Bambus im Wind
und wiegen Sie den Körper sanft vor und zurück und nach links und rechts.

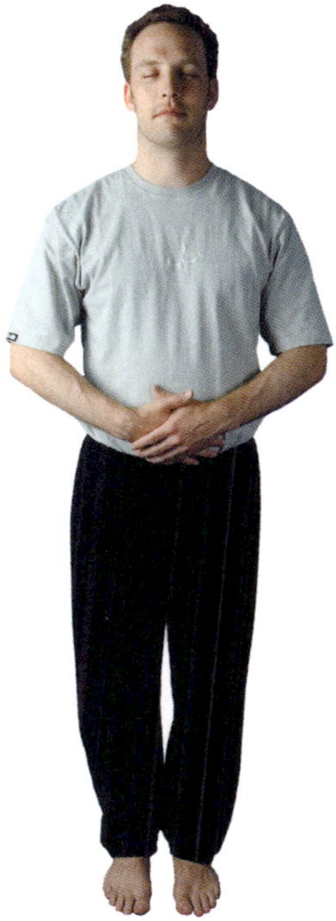

4. Fühlen Sie sich dabei durch die Beine sicher verwurzelt und geerdet, während Ihr Körper biegsam und beweglich ist.

5. Wiegen und schaukeln Sie mit geschlossenen Augen ungefähr 30 Sekunden lang hin und her. Diese Schaukelbewegung ermöglicht es Ihrem Körper, sich zu entspannen und in seine Mitte zurückzufinden.

Ein magischer Tag voller Energie

Die *Sieben Minuten*-Übungen und die Lebensstil-Vorschläge in diesem Buch können Sie kreativ nutzen, um das Beste aus jedem Tag zu machen. Die Morgen- und Abendübungen sollten Sie zu den Eckpfeilern Ihres Tages machen. Dennoch kann es vorkommen, dass Sie an manchen Tagen nur Zeit für eine der beiden Übungsfolgen finden. Hören Sie jeden Tag auf die Bedürfnisse Ihres Körpers. Dieses Übungsprogramm ist dazu gedacht, Ihnen ein besseres Leben zu ermöglichen, und zwar ganz auf Ihre individuelle Situation zugeschnitten. Sie können die hier vorgestellten Prinzipien und andere kurze Übungen auch über den Tag verteilt praktizieren, um immer schön zentriert und geerdet zu bleiben. In jeder der *Sieben-Minuten*-Übungen gibt es Bewegungsfolgen, die Sie während des Tages einzeln üben können, wenn Sie einen kleinen Energieschub brauchen oder sich gestresst fühlen.

Ein typischer magischer Energietag könnte so aussehen:

1. Sie wachen auf und machen die *Sieben Minuten*-Morgenübungen.

2. Trinken Sie ein großes Glas Wasser, bevor Sie duschen und sich auf die Arbeit vorbereiten.

3. Nehmen Sie ein leichtes Frühstück zu sich und trinken Sie dazu grünen Tee. Kauen Sie jeden Bissen Ihres Frühstücks wenigstens 20-mal (idealerweise noch öfter, aber für den

Anfang ist das nicht schlecht). Sagen Sie sich, dass dieses Essen Ihnen genug Energie für den Tag liefert.

4. Später Vormittag: Sie machen eine kurze Pause, praktizieren die Wellen-Übung und laden Ihren Körper mit frischem Sauerstoff auf.

5. Trinken Sie 20 Minuten vor dem Mittagessen ein großes Glas Wasser.

6. Kauen Sie auch während des Mittagessens gründlicher, als Sie es normalerweise tun.

7. Früher Nachmittag: Machen Sie ein Power-Nickerchen oder praktizieren Sie die Sieben-Minuten-Meditation. Legen Sie sich für Ihr Kurzschläfchen aufs Sofa oder auf den Boden oder ziehen Sie wenigstens die Schuhe aus. Wenn Sie kein Büro für sich allein haben, machen Sie Ihr Nickerchen nach Möglichkeit in einem Park oder im Auto. Für die Meditation setzen Sie sich einfach aufrecht auf einen Stuhl und schließen die Augen.

8. Wenn Sie von der Arbeit nach Hause kommen: Begrüßen Sie Ihre Familie und bitten Sie um ein paar Minuten Zeit, um sich umzuziehen. Wenn Sie sich umgezogen haben, praktizieren Sie die *Sieben Minuten*-Abendübungen.

9. Trinken Sie 20 Minuten vor dem Abendessen ein großes Glas Wasser.

10. Nehmen Sie sich beim Abendessen die Zeit, gründlich zu kauen.

11. Machen Sie nach dem Essen einen 20-minütigen Abendspaziergang.

12. Wenn Sie zu Bett gehen, nehmen Sie sich einen Moment, um zu lächeln und an alles zu denken, wofür Sie in Ihrem Leben dankbar sind. Lächeln und Dankbarkeit bewirken, dass Ihr Körper mit positiven Hormonen geflutet wird, die heilend und stärkend wirken.

13. Unmittelbar vor dem Einschlafen, praktizieren Sie den Herzlaut (S. 159). Sagen Sie sich, dass Sie tief und erholsam schlafen werden.

An manchen Tagen wird es Ihnen gelingen, alle diese Vorschläge umzusetzen, während Sie an anderen vielleicht schon damit zufrieden sind, ein Glas Wasser zusätzlich zu trinken. Viele Leute finden es hilfreich, sich diese Liste zu fotokopieren. So lernen sie leichter, diese Empfehlungen in ihren Tagesablauf zu integrieren.

Hier sind noch ein paar zusätzliche Vorschläge, wie Sie mehr Energie in Ihren Alltag bringen können:

1. Üben Sie auf der Fahrt zur Arbeit und der Rückfahrt tiefes Atmen. Ampeln sind besonders gute Gelegenheiten, sich wieder auf das tiefe Atmen zu konzentrieren. Denken Sie daran, dass es Stress abbaut und Ihnen zu mehr Energie verhilft, wenn Sie tief atmen.

2. Wenn Sie morgens in Eile sind, machen Sie einfach schnell die Energie-Übung (S.19), die wie ein schneller Koffeinschub wirkt. Sie stimuliert Ihre Nebennieren und weckt das zentrale Nervensystem auf. Die 60 oder 70 Sekunden, die diese Übung dauert, sind wirklich gut investiert. Anschließend werden Sie sich körperlich wohler fühlen und sich besser konzentrieren können.

3. Im Büro oder beim Autofahren sollten Sie stets eine große Flasche mit frischem Wasser bei sich haben. Trinken Sie während des Tages immer wieder davon.

4. Wenn Sie das Gefühl haben, dass eine Person oder eine Situation Ihnen Energie raubt, nehmen Sie sich zehn Sekunden Zeit und machen die Zentrierungs-Übung Die Mitte finden (S.183). Das bringt Sie emotional wieder ins Gleichgewicht und verhilft Ihnen zu mehr Ruhe und Gelassenheit.

5. Wenn Sie sich während des Tages müde fühlen, versuchen Sie es mit einer schnellen Energiemassage für zwischendurch: Klopfen Sie Ihren unteren Rücken ab. Das ist eine

natürliche Methode, die Adrenalinausschüttung anzuregen und den Körper zu energetisieren.

6. Wenn Sie einen Streit oder eine andere unerfreuliche zwischenmenschliche Begegnung hatten, versuchen Sie Folgendes: Halten Sie die Hände seitlich vom Körper und intonieren Sie leise den »Hiiii«-Laut. Dieser Laut wird ja am Ende der Abendübungen benutzt, um in eine tiefe Entspannung zu gelangen. Er wird auch zur Reinigung eingesetzt und um sich von negativer, Stress erzeugender Energie zu befreien. Einfach tief einatmen und beim Ausatmen leise hauchend den »Hiiii«-Laut anstimmen. Fühlen Sie dabei, wie die Negativität durch Hände und Füße aus dem Körper ausgeleitet wird.

7. Nehmen Sie sich während des ganzen Tages Zeit, um zu lächeln und zu lachen. Ihr Körper, Herz und Geist werden es Ihnen danken.

Der Energie-Merkzettel

Magische Tipps für Ihre Gesundheit

Auf der nächsten Seite finden Sie eine Kopiervorlage.
Hängen Sie diese Tipps an gut sichtbarer Stelle auf,
wo Sie täglich daran erinnert werden.

Atmen Sie tiefer

Atmen Sie zuerst in den Unterbauch,
von dort in die Rippen
und zuletzt hinauf in die Brust.

Trinken Sie mehr Wasser

Trinken Sie eine halbe Stunde vor den Mahlzeiten
einen Viertelliter Wasser und insgesamt
acht Viertelliter-Gläser Wasser pro Tag.

Kauen Sie mehr und essen Sie langsamer

Kauen Sie jeden Bissen mindestens
zwanzigmal.

Meditieren Sie

Atmen Sie tief, lächeln Sie, und visualisieren Sie,
dass goldenes Licht durch ihren Körper strömt.

Verschaffen Sie sich Bewegung, die Ihnen Freude macht

Drei- bis viermal pro Woche für mindestens
zwanzig Minuten mit viel Freude
den Körper in Schwung bringen.

Praktizieren Sie das Tai-Chi-Gehen

Atmen Sie beim Gehen tief, atmen Sie durch die Nase ein und aus und konzentrieren Sie sich ganz auf den gegenwärtigen Augenblick.

Verbringen Sie Zeit in der Natur

Ob im Wald oder in Ihrem Garten, genießen Sie die lebenserhaltende Energie der Natur.

Machen Sie ein Power-Nickerchen

Nehmen Sie sich mindestens sieben Minuten Zeit für ein erfrischendes Schläfchen zwischendurch, aber schlafen Sie dabei nicht länger als zwanzig Minuten.

Beruhigen Sie vor dem Einschlafen Ihren Geist

Legen Sie sich im Bett bequem auf den Rücken, atmen Sie tief ein und stimmen Sie beim Ausatmen den Herzlaut an (»Hooooo«).

Denken Sie daran, zu lächeln und zu lachen

Nichts ist besser für Ihre Gesundheit.

ANHANG

Folgend finden Sie Kurzübersichten der 7 Minuten Morgen- und Abendübungen

7 MINUTEN AM MORGEN

...und so beginnen Sie die jeweilige Übung

- Zentrums-Bewegungen

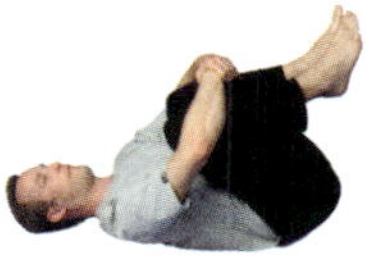

- Oberkörper-Bewegungen

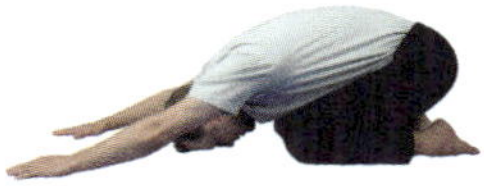

- Unterkörper-Bewegungen

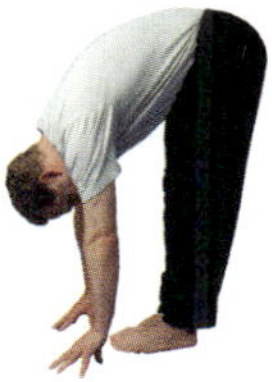

- Ganzkörper-Bewegungen

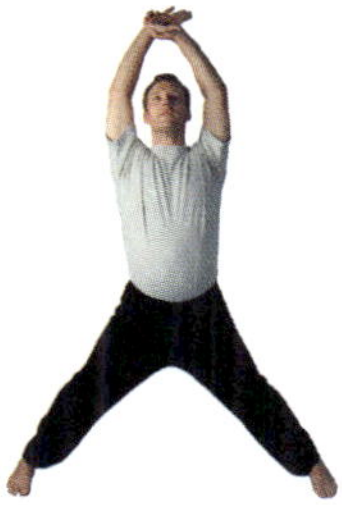

- Energie-Übung

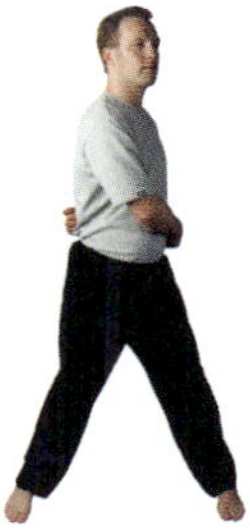

- Atem-Übung

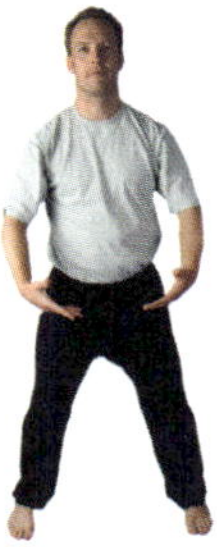

- Geist-Übung

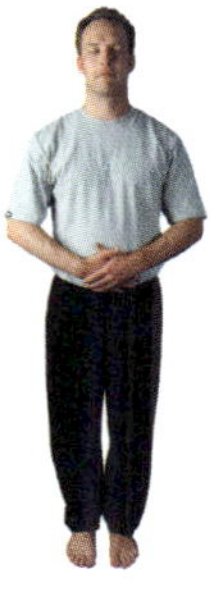

7 MINUTEN AM ABEND

…und so beginnen Sie die jeweilige Übung

- Wirbelsäulen-Übung

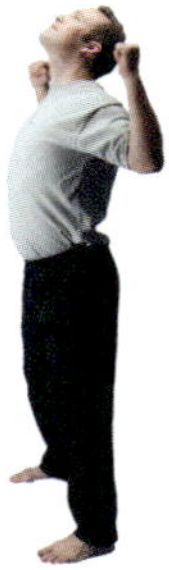

- Übung für Rücken und Nacken

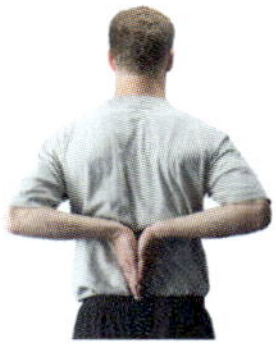

- Übung für den unteren Rücken

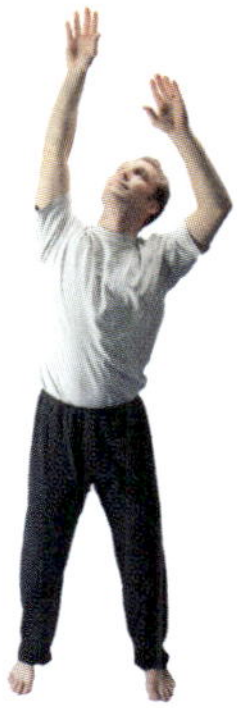

- Abwärts-Fließen

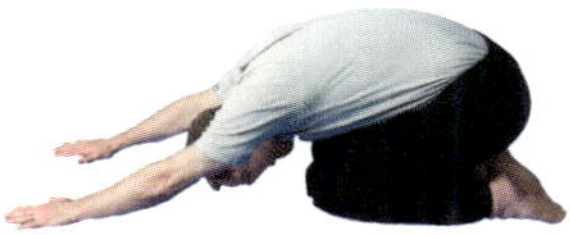

- Übungen im Sitzen

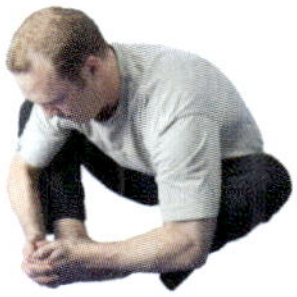

- Übungen im Liegen

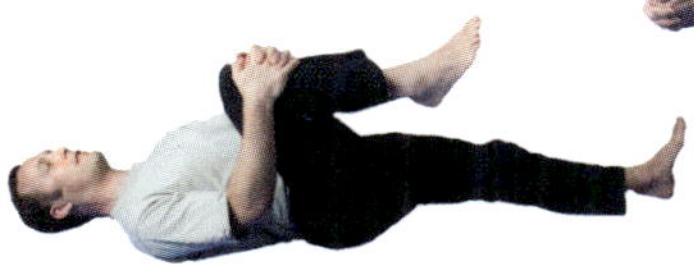

- Freude und Dankbarkeit

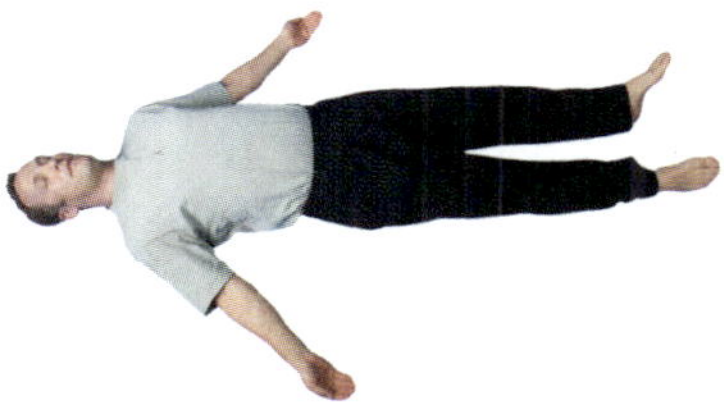

Allegria

Jetzt auf

DVD VIDEO™

Es gibt noch eine andere Welt

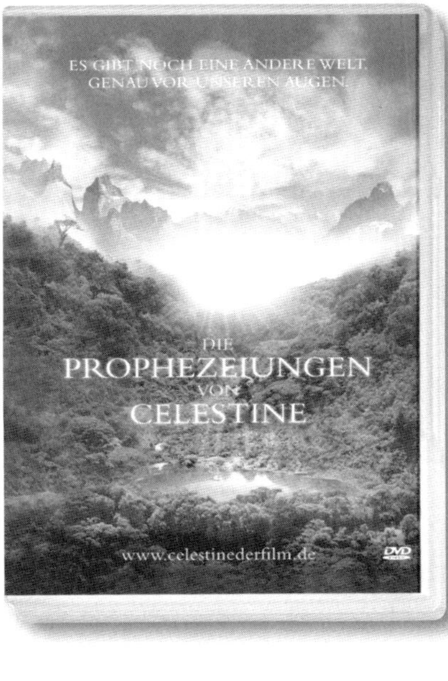

Die Prophezeiungen von Celestine
Die Roman-Verfilmung
€ [D+A] 24,95 / sFr 47,50
ISBN 978-3-7934-2138-2

Der spirituelle Kult-Film für die Millionen-Fangemeinde der Prophezeiungen.